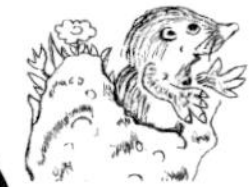

Der Maulwurf kommt ans Tageslicht

Qigong für Kinder
ab dem Grundschulalter

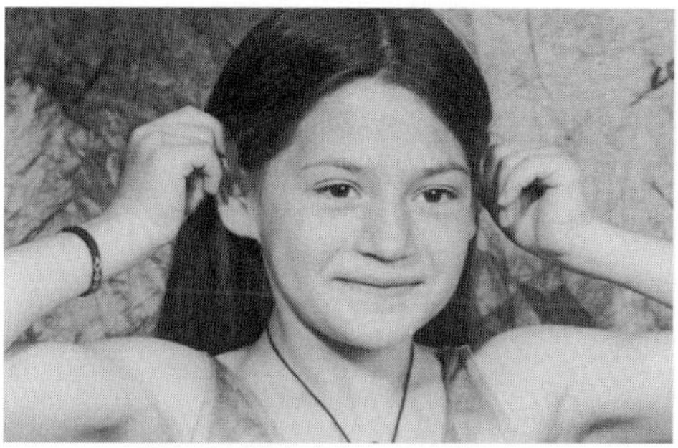

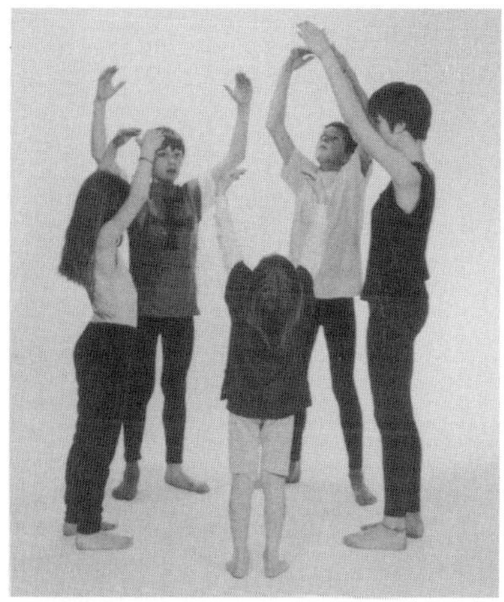

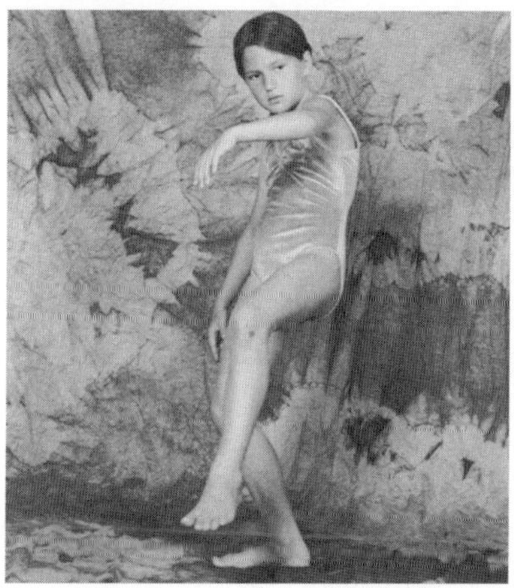

Auffrischübungen
zum Kräfte tanken
im Alltag

Zuzana Šebková-Thaller

Hernoul-le-Fin Verlag

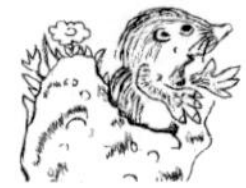

Hernoul-le-Fin Verlag

Qigong-Reihe

Die Deutsche Bibliothek - CIP - Einheitsaufnahme

Der Maulwurf kommt ans Tageslicht, [Medienkombination],
Qigong-Übungen für Kinder ab Grundschulalter /
Zuzana Šebková-Thaller, Markt Berolzheim:
Hernoul-le-Fin Verlag, 1998

Zuzana Šebková-Thaller, Der Maulwurf kommt ans Tageslicht,
Qigong für Kinder ab Grundschulalter

Hernoul-le-Fin Verlag, 1998

Umschlag und graphische Gestaltung: Uta Paar, 91790 Bergen

Foto: Lukáš Hausenblas, Prag

Druck und Bindung: Druckerei Emmy Riedel, Gunzenhausen

Printed in Germany

ISBN-Nr. 2-9802546-3-1

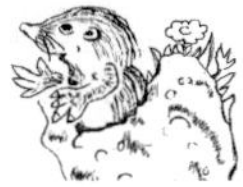

Danksagung

Ich danke allen, die zu diesem Buch beigetragen haben: allen Kindern, mit denen ich Qigong geübt habe, und allen Qigong-Kolleginnen und Kollegen, die mich während der vielen Jahre unterstützt haben. Unter ihnen möchte ich namentlich Berta Müller und Armin Heinz nennen.

Uta Paar gebührt großer Dank für die Gestaltung des Umschlags und alle graphischen Arbeiten, Jaromír Vogel und J. B. Krejčí für die Musikgestaltung der CDs und Kassetten, Lukáš Hausenblas für alle Atelieraufnahmen, Zuzana und Ondra Hausenblas für die Hilfe bei der Realisierung der CDs und MCs und bei den Angestellten der Druckerei Riedel für ihren persönlichen Einsatz .

Ich möchte mich auch bei allen Kindern, die sich bei den Übungen fotografieren ließen, und bei den Freunde- und Eltern-Fotografen bedanken.

Der größte Dank gebührt meiner Familie. Ohne ihr Verständnis, ihre Geduld und ihre aktive Hilfe hätte ich nie meine Bücher abschließen können. Die Kinder übernahmen zeitweise meine Arbeiten im Haushalt, so daß alles bei uns trotz der starken Belastungen reibungslos weiterlief. Sie fotokopierten mein Arbeitsmaterial, organisierten Kurse und paßten auf die Kinder und Geschwister der Kursteilnehmer auf. Svetlana und mein Mann haben durch ihre unermüdliche Korrekturarbeit entscheidend zur Lesbarkeit des Buches beigetragen. Meine zwei Kleinsten - Jan-Merlin und Linda - haben die harte Arbeit im Fotoatelier auf sich genommen und übten stundenlang vor der Kamera, bis alles zur vollen Zufriedenheit des Fotografen aufgenommen war: eine große Leistung! Vielen Dank.

Markt Berolzheim, den 23. 4. 1998

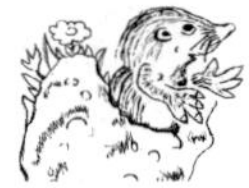

Inhaltsverzeichnis

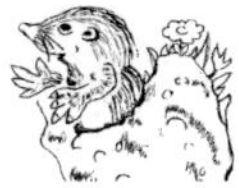

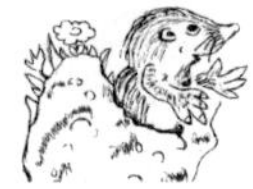

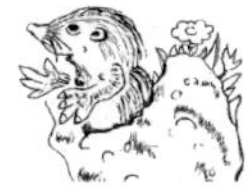

1. Einleitung

Das vorliegende Buch ist den Kindern gewidmet. Es ist als Anleitung für Eltern, Lehrer, Qigong-Lehrer und alle Kinderfreunde gedacht.

Der erste Teil beinhaltet den kommentierten Text zweier Kassetten/CDs mit Qigong-Übungen für Kinder ab dem Grundschulalter. Die Kommentare sind für Erwachsene gedacht, damit sie die Übungen auf ihre Weise besser verstehen können. Sie erfahren dadurch, worauf es bei der jeweiligen Übung ankommt und lernen, Gefahren und Fehler zu vermeiden. Kinder brauchen diese Kommentare meist nicht.

Zahlreiche Fotos demonstrieren den Ablauf der Übungen.

Der zweite Teil bringt das theoretische Wissen, mit dem die meisten Bücher über Qigong beginnen. Mit diesem für uns umgekehrten Aufbau möchte ich den Grundsatz meines Zugangs zum Lehren und Lernen von Qigong demonstrieren: Wir beginnen mit dem Üben. Nur übend erfahren wir, was Qigong ist. Diese Erfahrung ist die Grundlage für alle Qigong-Theorie.

Bevor Sie nun den Text und den Kommentar der Kassette „Maulwurf" lesen und weiter hinten nach der Qigong-Definition suchen, legen Sie die Kassette ein und üben Sie!

Üben Sie nicht alles auf einmal! Machen Sie Pausen dazwischen: Üben Sie die verschiedenen Übungen zu verschiedenen Gelegenheiten!

Wenn Sie Lehrer oder Qigong-Lehrer sind, dann üben Sie zunächst alleine, als Eltern oder Großeltern können Sie gleich mit den Kindern anfangen. Wenn Sie zu viel Verantwortung für die Kinder spüren und glauben, die Kinder gleich korrigieren zu müssen, üben Sie bitte erst ohne sie! Sie würden nämlich die Kinder an ihrer Qigong-Erfahrung hindern. Das wäre schade.

Schließen Sie am besten Ihre Augen. Haben Sie keine Angst, etwas falsch zu machen. Wichtiger als richtig zu üben, ist, daß Sie überhaupt üben! Denken Sie nicht nach. Lassen Sie Ihre Gedanken wie Wolken am Himmel dahinziehen, und

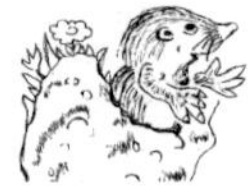

schauen Sie ihnen nicht nach. Entspannen Sie sich, und lassen Sie sich von den Bildern und der Musik führen.

Seien Sie mit allen Ihren Sinnen in Ihrem Körper, in Ihren Bewegungen anwesend. Geben Sie sich hin, und kosten Sie es aus!

Machen Sie dasselbe auch mit der Kassette/CD „Der Tag geht auf". Falls Kinder bei dieser Kassette mitüben, dürfen sie jederzeit aufhören. Es darf ihnen nicht zuviel werden.

Durch die Übung haben Sie bereits viel über Qigong erfahren. Auf dieser Grunderfahrung werden Sie jetzt - lesend, schauend, horchend und fühlend - weiterbauen.

Der Text der Kassette/CD ist mit normaler Schrift wiedergeben, die Namen der einzelnen Übungen sind mit einer eigenen Schrift markiert. Zur besseren Orientierung innerhalb der Übungen werden die einzelnen Schritte meist mit Schrägschrift markiert. Wenn ein Kommentar nötig ist, folgt er der Übungsbeschreibung. Er unterscheidet sich durch eine kleinere Schrift.

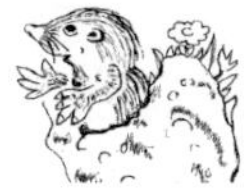

2. Kommentierte Übungsanleitung der Kassette/CD „Der Maulwurf kommt ans Tageslicht“

Guten Tag. Willkommen bei unseren Qigong-Übungen. Sie helfen Euch, die Müdigkeit loszuwerden, die Sinneswahrnehmung zu erweitern, Eure Konzentration zu steigern und die Leistung zu bessern und zwar nicht durch einen noch größeren Streß, sondern lächelnd und mit Gelassenheit, im Spiel.

Diese Kassette beinhaltet kurze Übungen, die man im Unterricht oder bei einer anderen anstrengenden Tätigkeit einsetzen kann, wenn die Konzentration nachläßt. Jede dieser Übungen reicht, um Kinder und freilich auch Erwachsene zu erfrischen und mit neuer Energie zu versorgen. Man kann sie einzeln oder auch als Folge üben.

Jetzt fangen wir an!

Wir stehen gerade, die Füße sind in Schulterbreite voneinander entfernt und stehen parallel zueinander. Die Knie sind leicht gebeugt, das Gesäß eingezogen. Die Schultern sind tief und entspannt, die Arme hängen, die Hände sind locker und fühlig. Wir denken nichts und sind mit allen unseren Sinnen in den Bewegungen anwesend.

Es ist die *Grundhaltung*, die wir auch bei allen anderen Stehübungen einnehmen werden, wenn nichts anderes gesagt wird.

Die Qigong-Grundhaltung

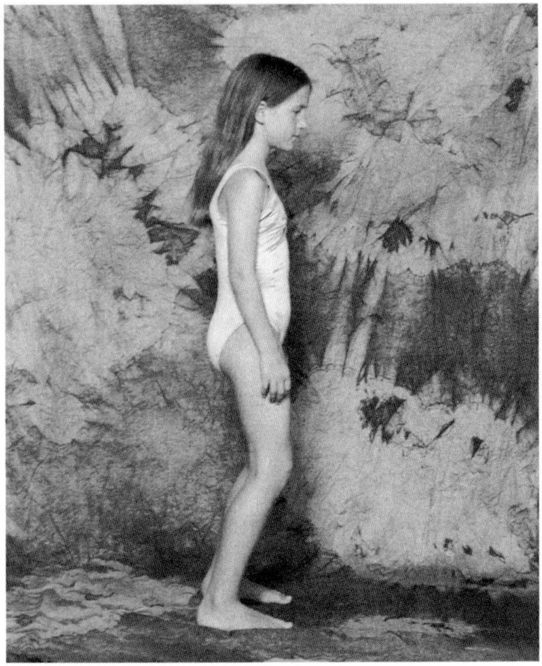

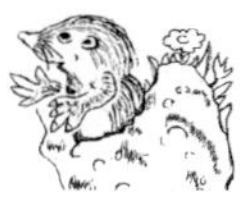

2.1. Die Müdigkeit wegschieben

Die erste Übung heißt „Die Müdigkeit wegschieben".

Wir erheben seitlich die Arme und falten die Hände vor der Brust wie zum Gebet. Von nun an werden die Hände während der ganzen Übung um 90° zum Handrücken hin gebeugt.

Zusammen mit dem *Einatmen* wenden wir die Handflächen nach vorne und schieben die Müdigkeit weit von uns weg. *Ausatmend* wenden sich die Handflächen nach außen und schieben den Müdigkeitsvorhang zur Seite. *Einatmend* gleiten die Hände an der Himmelskuppel entlang bis hinauf, wo sich die Finger durchdringen. Die Handflächen schauen dabei nach oben. *Ausatmend* strecken wir uns, durchstoßen die Himmelskuppel und staunen über die Sternenwelten. Dann teilen sich die Hände, gleiten *einatmend* denselben Weg hinunter, und *ausatmend* kehren sie zurück zum Gebet.

Wir wiederholen die Übung: Wieder wenden wir die Handflächen nach vorne und schieben die Müdigkeit von uns weg, bis ans Ende der Welt, wenden sie zu den Seiten, teilen den Müdigkeitsvorhang, gleiten an der Himmelskuppel entlang, durchdringen sie und durchstoßen sie. Dann gleiten die Hände denselben Weg hinunter und kehren zum ursprünglichen Gebet zurück.

Nochmals schieben wir die Müdigkeit weit weg von uns, teilen den trüben Vorhang und schieben ihn zu den Seiten, gleiten an der Himmelskuppel entlang, strecken uns, schauen in die himmlischen Weiten und kehren denselben Weg zum Gebet zurück.

Zum letzen Mal: nach vorne schieben, zu den Seiten, nach oben gleiten, sich strecken und in die kosmischen Weiten schauen, an der Himmelskuppel entlang zurückgleiten und mit der Gebetshaltung abschließen.

Dann sinken die Hände hinunter.

Diese Übung kann sowohl stehend, wie auch sitzend geübt werden. Sie stammt aus dem Zyklus „Zehn Meditationen auf dem Berge Wudang", wo sie den Namen „Das Innere Feuer leiten" trägt. Sie vertreibt jede Müdigkeit und hat eine stark ausgleichende Wirkung.

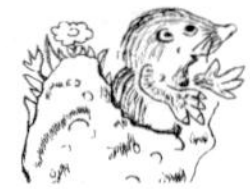

Die Müdigkeit wegschieben

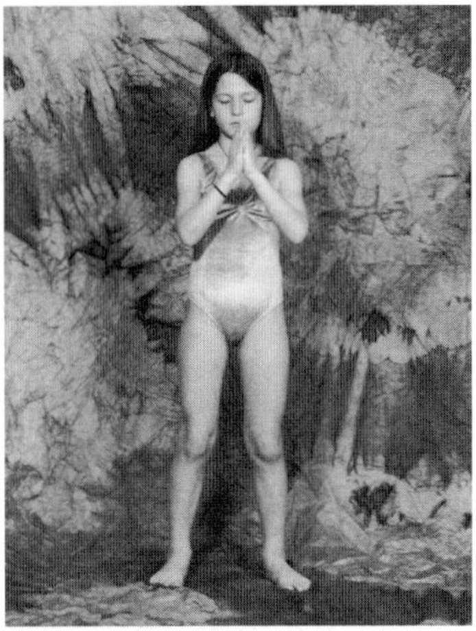

1. Die Gebetshaltung

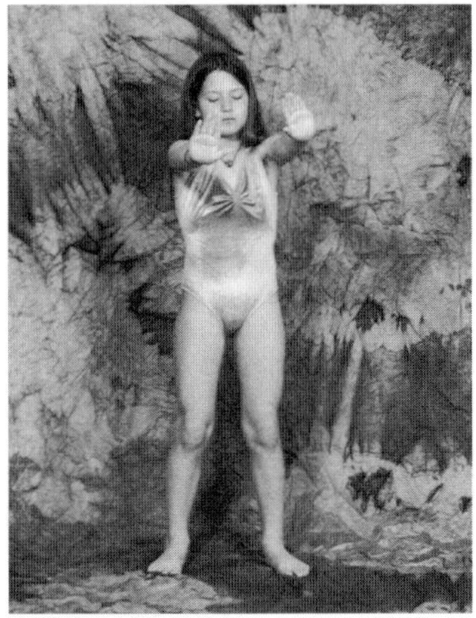

2. Die Müdigkeit nach vorne schieben

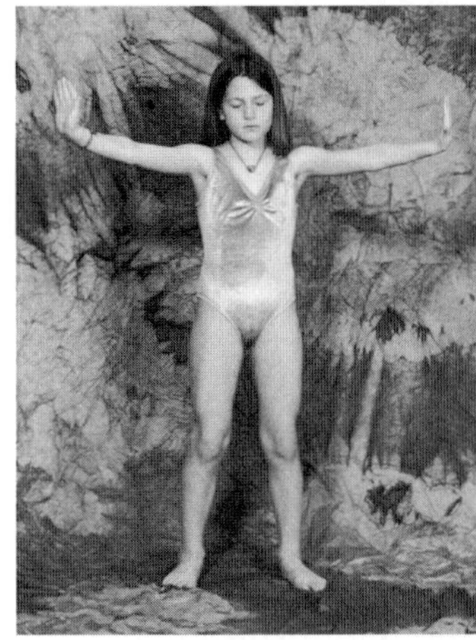

3. Den Müdigkeitsschleier teilen

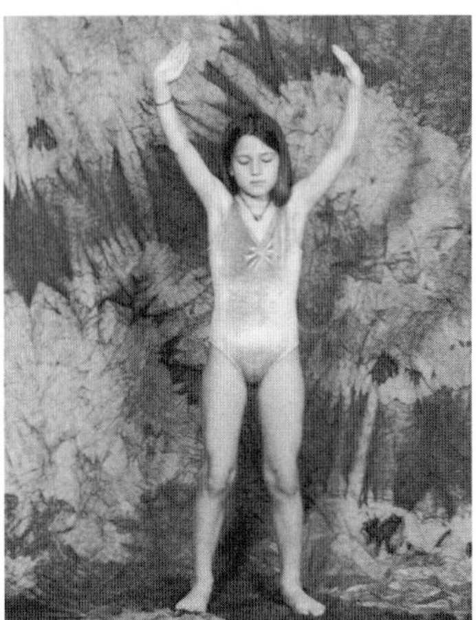

4. An der Himmelskuppel hinaufgleiten

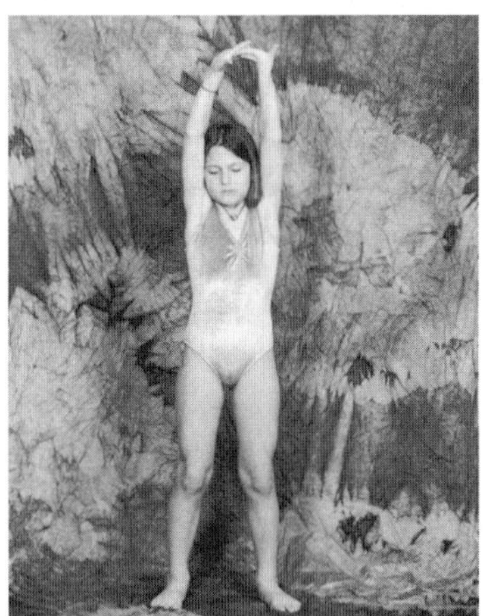

5. Die Finger ineinander verschränkt sich nach oben strecken

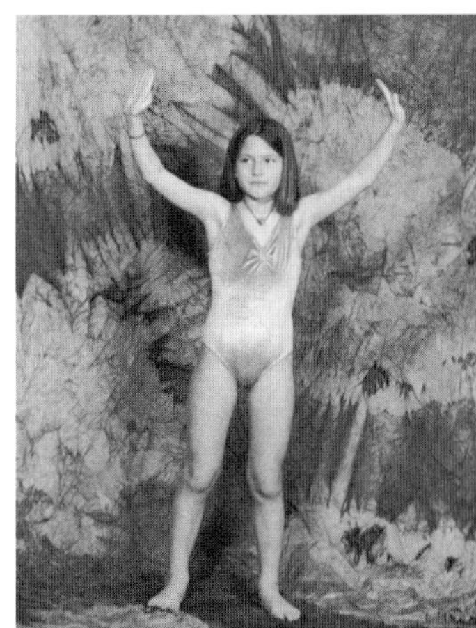

6. An der Himmelskuppel herabgleiten

2.2. Die Sammlung

Am Ende einer jeden selbständigen Übung und jeder Übungsfolge sammeln wir unsere Energie, sonst geht sie bald wieder verloren.

Wir führen unsere Hände langsam zum Bauch hin und legen sie dort übereinander. Wir schließen für einen Augenblick die Augen und wenden unsere ganze Wahrnehmung nach innen *in unsere energetische Mitte,* die sich im Unterbauch befindet.

Wir schauen jetzt mit unserem inneren Auge, hören mit unserem inneren Ohr und fühlen innig. Nach einiger Zeit wird unsere Wahrnehmung richtig verinnerlicht.

Wir nehmen dort alles wahr - Licht, Farben, Bewegung, Wärme und viele schwer zu beschreibende Erscheinungen der Energie. Wir warten, bis alles zur Ruhe kommt.

Die Sammlung

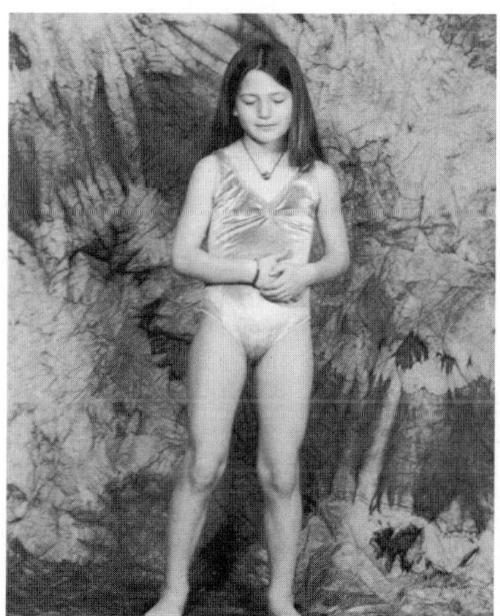

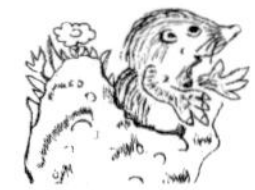

Wir müssen meist gar nicht lange warten. Wenn nämlich alle unsere Sinne in unsere Mitte einkehren und dort Ruhe finden, fließt auch die ganze Energie dorthin. Es ist seit Jahrtausenden bekannt: *„Wo die Wahrnehmung ist, dort ist die Energie"*. Sie konzentriert sich dort und bildet einen Speicher. Wenn wir des öfteren mit unseren Sinnen für einen Augenblick in die Mitte einkehren, wird der Speicher nie leer, und Körper wie Geist können aus diesem Brunnen Kraft schöpfen, wenn sie es brauchen.

2.3. Das Gesicht, die Ohren und den Kopf waschen und mit geschlossenen Augen „Guten Tag" schreiben

In der nächsten Übung möchten wir uns das Gesicht waschen, die Ohren massieren, unsere Haare waschen und mit geschlossenen Augen „Guten Tag!" schreiben.

Wir heben unsere Hände zum Gesicht und streicheln es behutsam von oben nach unten, von der Mitte zu den Seiten und noch einmal von oben nach unten und von der Mitte zu den Seiten.

Allmählich drücken wir stärker und widmen uns einzelnen Punkten. Mit den ausgestreckten Mittelfingern drücken wir kurz von den Augenwinkeln her auf die Nasenwurzel (der erste Punkt des Blasenmeridians - B1), dann auf den Punkt neben den äußeren Augenwinkeln (Gallenblasenmeridian - G1), dann auf den Punkt unter den Pupillen auf dem Rand der Augenhöhlen (Magenmeridian - Ma1) und schließlich auf den Punkt neben den Nasenlöchern (Dickdarmmeridian - Di20).

Dort beginnen wir mit den Fingern zu kreisen und massieren die Wangen.

Wir kehren zur Gesichtsmitte zurück und drücken den Punkt zwischen Nase und Mund, etwas mehr Richtung Nase (Lenkergefäß - LG 26). Von dort aus gleiten wir an den Zahnwurzeln entlang zu den Seiten bis zu den Ohren. Dann strecken wir uns zu beiden Seiten.

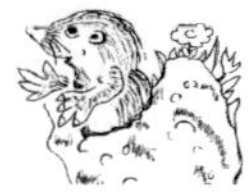

Zurück zur Gesichtsmitte! Diesmal drücken wir den Punkt unter der Unterlippe (Konzeptionsgefäß - KG 24) und gleiten dann an den Zahnwurzeln des Unterkiefers entlang.

Vor den Ohren machen wir halt. Die Mittelfinger befinden sich vor den Ohren, die Zeigefinger dahinter. Mehrere Male gleiten wir mit ihnen nach oben und nach unten.

Dann massieren und zwicken wir die Ohren. Erst den Ohrenrand von oben bis nach unten, das Ohrläppchen, und dann waschen wir mit ausgestreckten Mittelfingern den Rest der Ohren. Keine Stelle soll unberührt bleiben. Anschließend bohren wir in den Ohren, schwingen die Hände in den Handgelenken und ziehen dann die Finger wie einen Korken heraus. Dann ziehen wir uns noch an den Ohren, erst nach oben, dann nach unten.

Wir wollen uns auch den Kopf waschen. Wir fangen an, den Kopf wie mit Shampoo einzumassieren und reiben erst die Mittellinie, von der Stirn angefangen bis zum Hals hinunter. Auf dem Rückweg massieren wir breitspurig die beiden Kopfhälften bis zu den Schläfen und ab den Ohren wieder nach hinten. Wir setzen unter den Ohren fort und steigen vor ihnen über die Schläfen bis zur Mitte der Stirn hinauf. Dort legen sich die Mittelfinger übereinander und beginnen miteinander das sogenannte „Dritte Auge“ kreisförmig zu massieren. Es ist das Gebiet zwischen den Augenbrauen in der Mitte der Stirn. Wenn es entspannt ist, vermag es in große Ferne und in die Tiefe der Seele zu blicken.

Zum Schluß legen wir die entspannten Handflächen auf die Augen und bauen ein Gewölbe. Wir schließen die Augen und beginnen mit einer langsamen Augenbewegung *„Guten Tag“* zu schreiben. Mit einer klaren lichten Linie, langsam und gesammelt, Buchstabe um Buchstabe...

Wir kosten die leuchtende Schrift mit allen unseren Sinnen aus.

Dann lassen wir die Hände langsam hinuntersinken und öffnen die Augen.

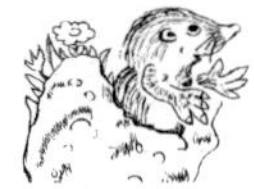

Gesichts- und Kopfmassage gehören zu den ältesten und wirksamsten energetischen Behandlungen. Wir machen sie oft ganz instinktiv, um uns zu erfrischen und reiben die Augen, streichen die Stirn oder das ganze Gesicht aus, ohne etwas über Qigong zu wissen. Die eben beschriebene Massage ist - im Unterschied zur unbewußten Selbstbehandlung - systematisch aufgebaut. Man kann sie in jeder Lage ausüben, vorausgesetzt, daß sie bequem ist und daß wir uns dabei nicht verspannen. Achten Sie v.a. darauf, daß die Schultern auch bei erhobenen Armen locker bleiben. Der kurze Druck auf die einzelnen Punkte kann ziemlich stark sein, soll jedoch nicht weh tun. Beim Massieren dagegen soll man keinen stärkeren Druck ausüben. Diese auch bei Kindern beliebte Massage bringt nicht nur eine angenehme Erfrischung, sondern kann auch gestörte Körperfunktionen regulieren und Schmerzen beseitigen. Sie wird auch im therapeutischen Qigong verwendet. Die Bezeichnungen der Punkte in Klammern finden Sie in der Karte am Ende des Buches wieder. Das Schreiben mit geschlossenen Augen hat sich sowohl bei Konzentrationsschwierigkeiten, Legasthenie, als auch bei verschiedenen Augenleiden bewährt. Sie können auch etwas anderes schreiben. Die Kinder dürfen gerne den Text selber wählen und geheimhalten. Wichtig ist, daß der Text eine positive Nachricht und keine konkreten Wünsche beinhaltet: „ich habe Dich lieb", „ich bin schön", „die Sonne scheint" und nicht „ich wünsche mir einen CD-Spieler".

Das Gesicht, die Ohren und den Kopf waschen und mit geschlossenen Augen „Guten Tag" schreiben

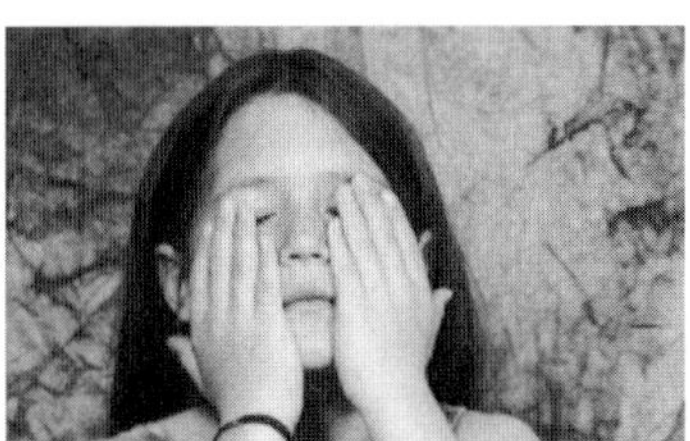

1. Über das Gesicht von oben nach unten streichen

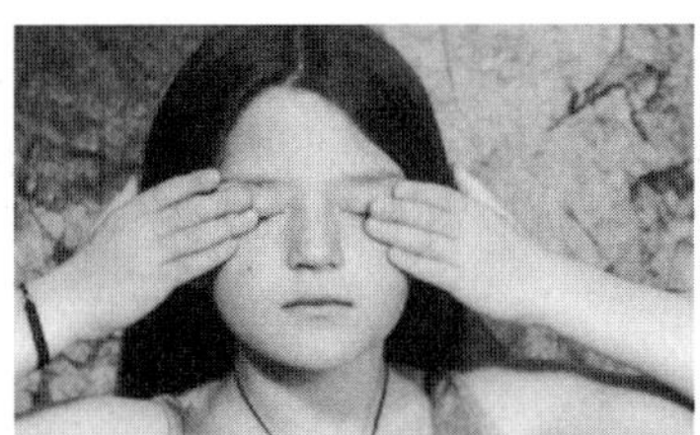

2. und von der Mitte nach außen.

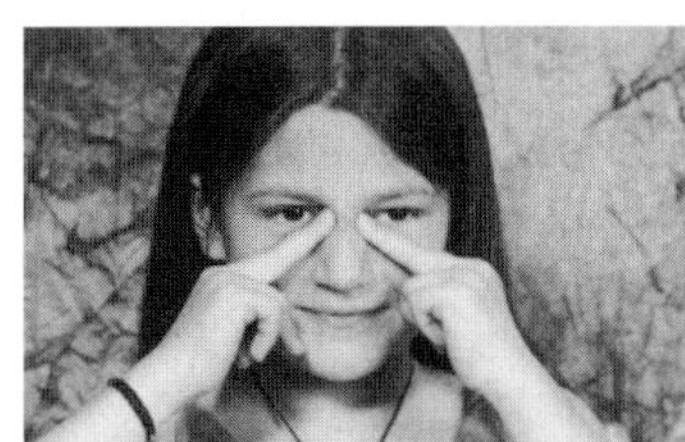

3. Mit ausgestreckten Mittelfingern drücken wir kurz von den Augenwinkeln her auf die Nasenwurzel (B1),

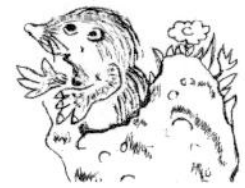

Das Gesicht, die Ohren und den Kopf waschen und mit geschlossenen Augen „Guten Tag“ schreiben

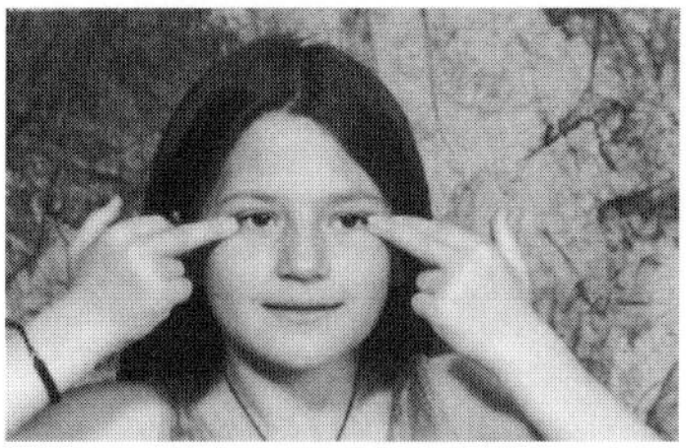

4. dann auf den Punkt neben den äußeren Augenwinkeln (G1)

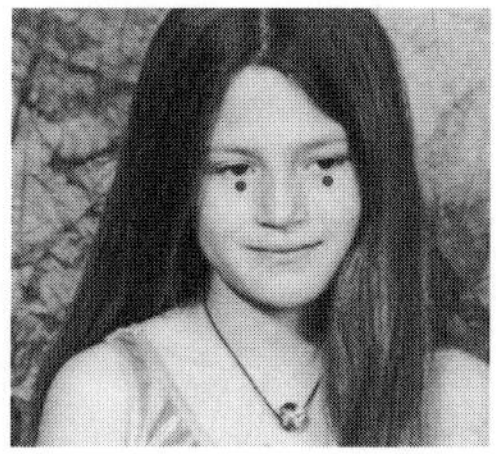

5. dann auf den Punkt unter den Pupillen auf dem Rand der Augenhöhlen (M1),

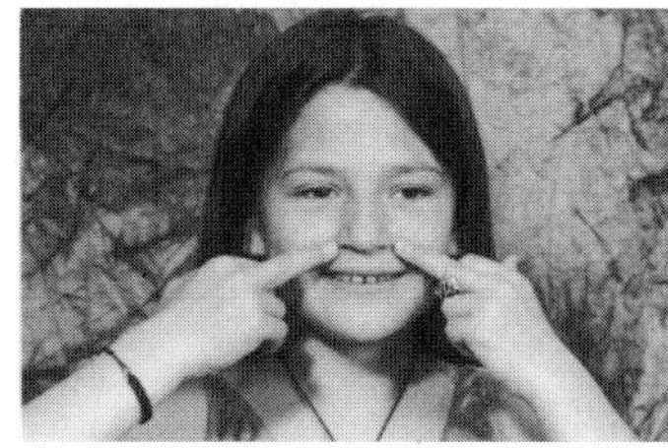

6. und schließlich auf den Punkt neben den Nasenlöchern (Di 20).

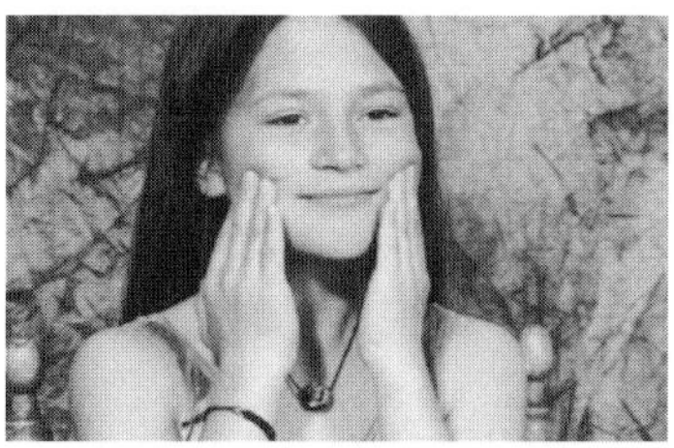

7. Wir kreisen mit den Fingern und massieren die Wangen.,

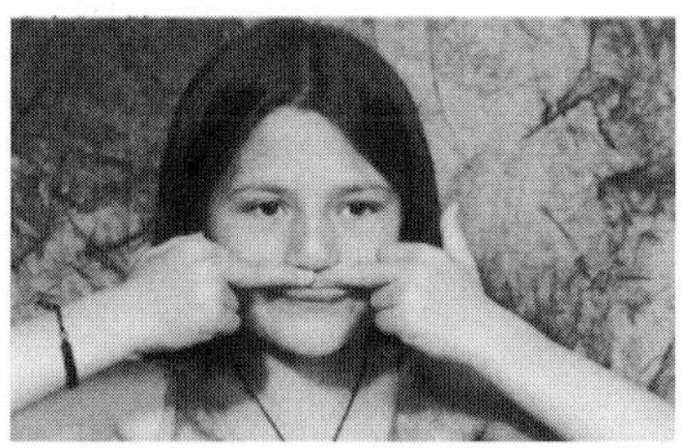

8. Wir drücken den Punkt zwischen Nase und Mund (LG 26).

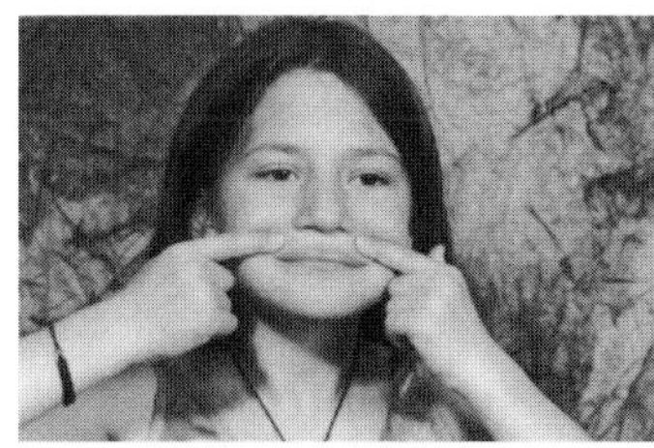

9. Von dort aus gleiten wir an den Zahnwurzeln entlang zu den Seiten.

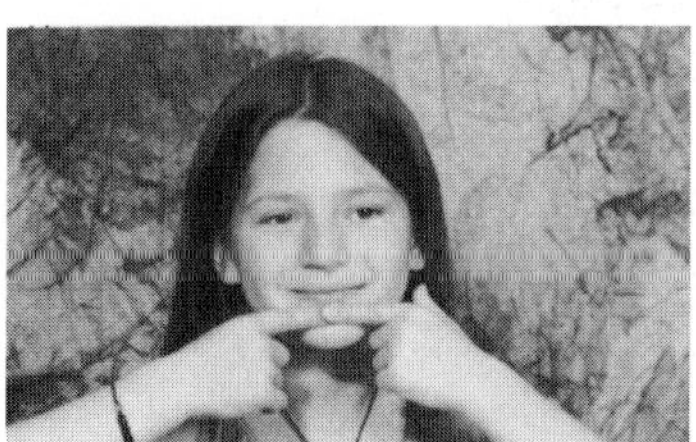

10. Wir drücken nun den Punkt unter der Unterlippe (KG 24)

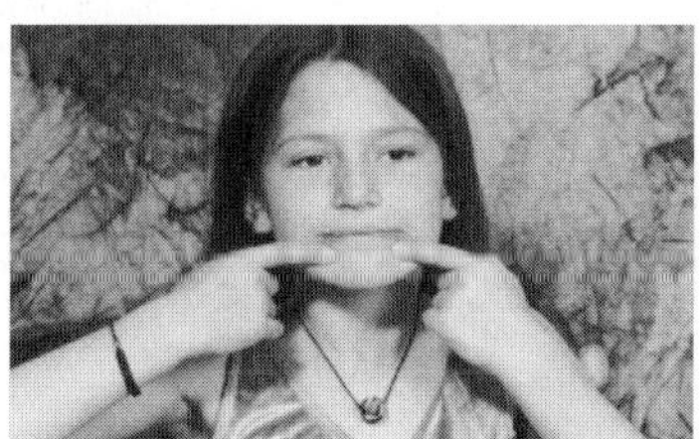

11. und gleiten dann an den Zahnwurzeln des Unterkiefers entlang.

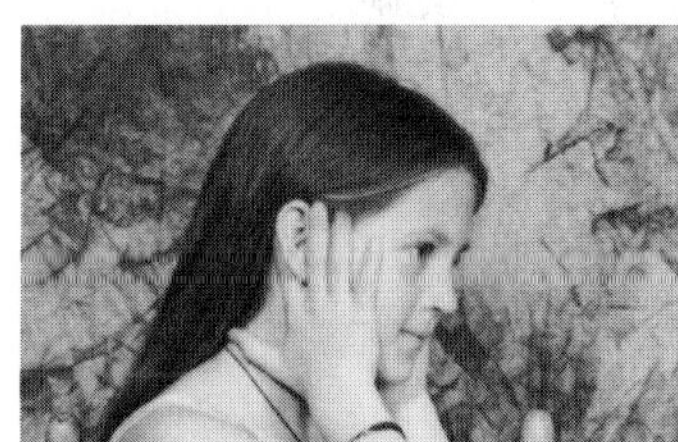

12. Die Mittelfinger befinden sich vor den Ohren, die Zeigefinger dahinter. In dieser Haltung mehrere Male nach oben und nach unten gleiten.

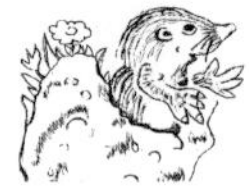

Das Gesicht, die Ohren und den Kopf waschen und mit geschlossenen Augen „Guten Tag“ schreiben

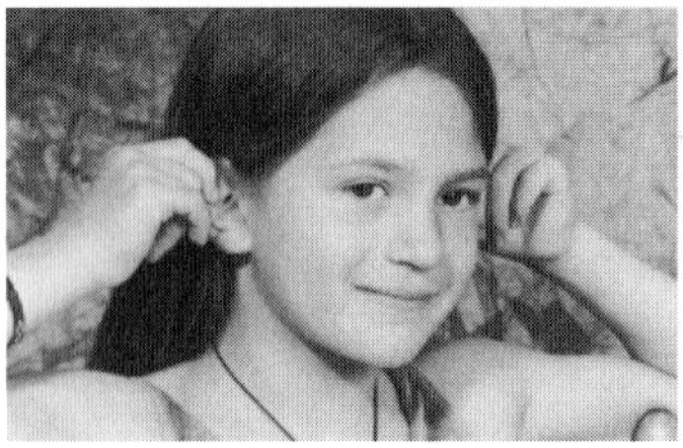

13. Ohrrand

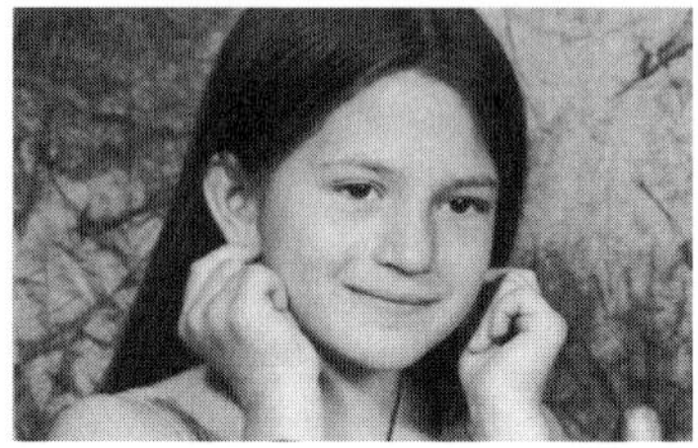

14. und Ohrläppchen massieren.

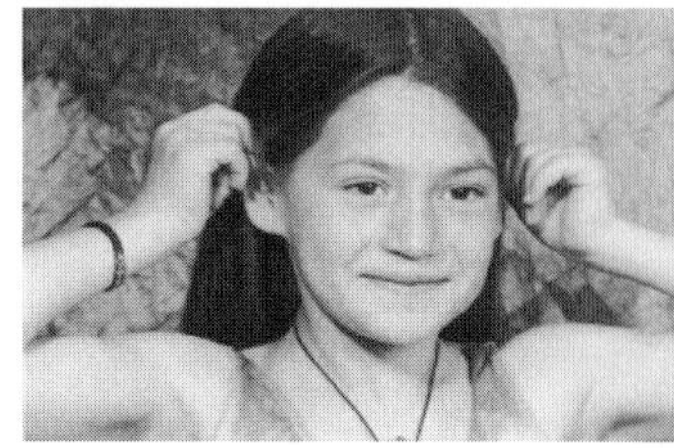

15. Sich an den Ohren ziehen.

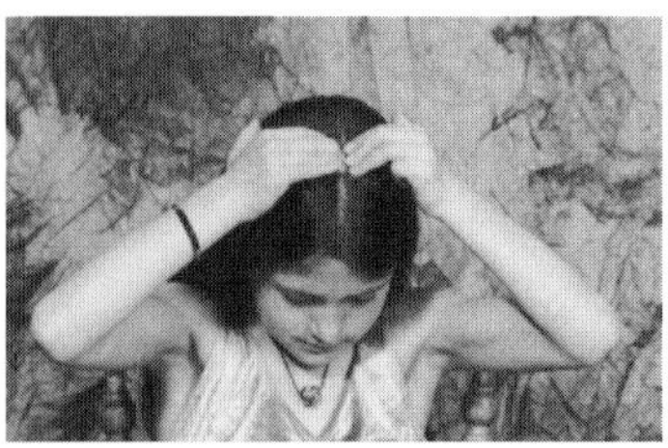

16. Den Kopf an der Mittellinie entlang nach hinten waschen.

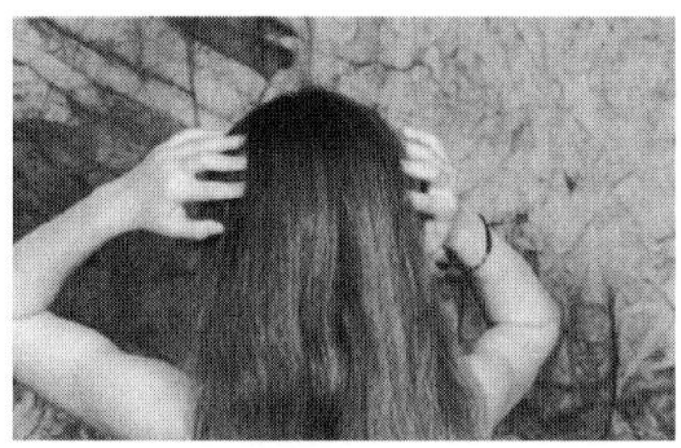

17. Breitspurig über beide Kopfhälften nach vorn bis zu den Schläfen waschen.

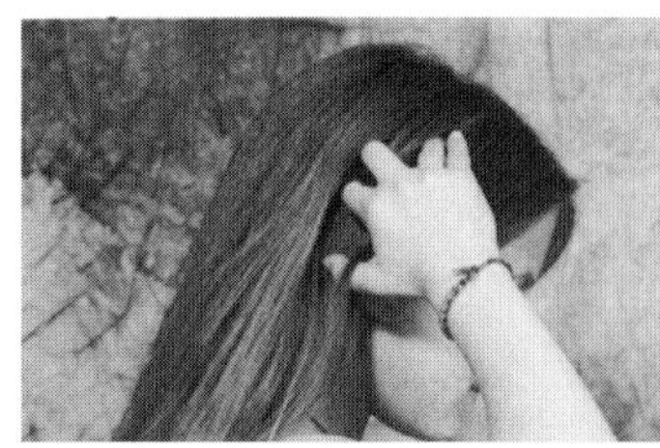

18. Hinter den Ohren wieder nach hinten.

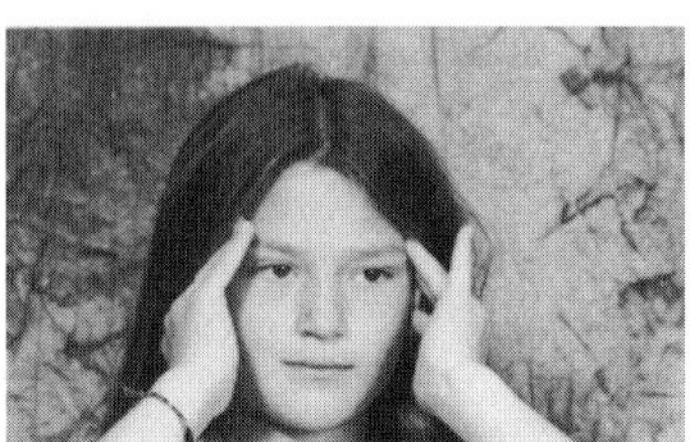

19. Vor den Ohren über die Schläfen bis zur Mitte der Stirn zurück.

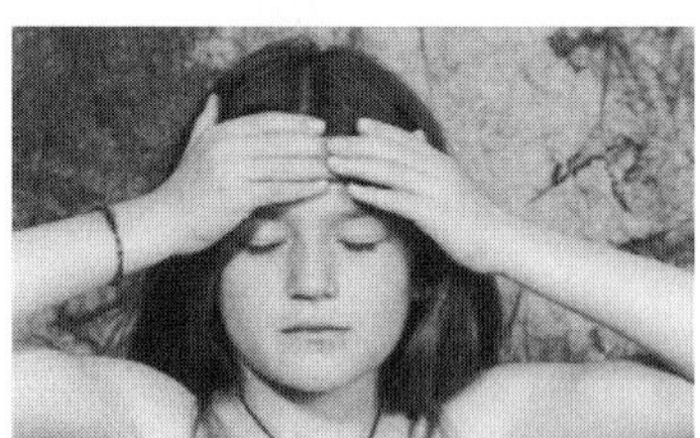

20. Das „Dritte Auge“ kreisförmig massieren.

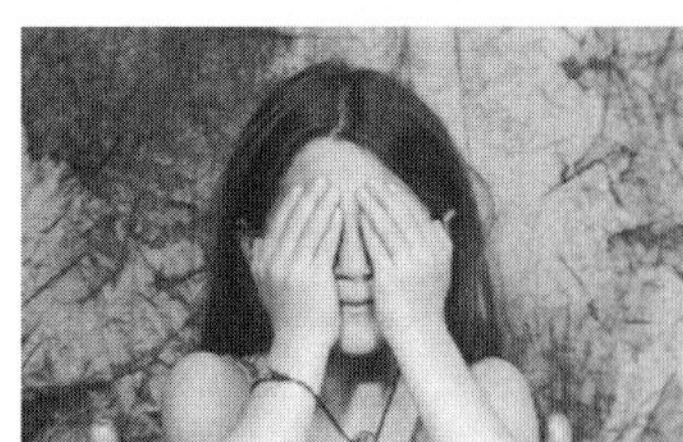

21. Die entspannten Handflächen über die Augen legen und „Guten Tag“ schreiben.

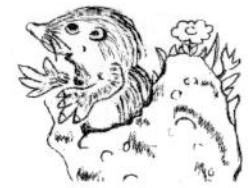

2.4. Das Windrad

Der linke Arm befindet sich vor dem linken Oberschenkel, die Handfläche schaut nach unten. Der rechte Arm ist erhoben, die Handfläche schaut zum Himmel hinauf. Die Hände sind während der ganzen Übung um 90° zum Handrücken hin gebeugt. Die Finger beider Hände schauen zur Mitte des Körpers hin. Sie liegen fest aneinander. Unsere gesammelte Aufmerksamkeit ist in den Armen und den Händen. Wir sind so groß, daß wir bis zum Himmel reichen. Wir haben den Eindruck, daß sich unsere linke Hand auf den Boden stützt und unsere rechte den Himmel trägt.

Mit dem *Ausatmen* wenden wir uns nach rechts.

Einatmend wenden wir uns der Mitte zu, der rechte Arm sinkt zur Seite, während der linke seitwärts steigt. Wenn wir nach vorne schauen, sind beide Arme waagrecht.

Die Bewegung fließt ohne Unterbrechung weiter, und wir drehen uns *ausatmend* nach links. Dabei sinkt der rechte Arm, und der linke steigt.

Nun stützt sich die rechte Hand auf die Erde, die linke trägt den Himmel. Mit dem *Einatmen* drehen wir uns wieder zur Mitte hin und setzen dann fort. Die Arme sind nicht ganz durchgestreckt. Durchgestreckte Arme sind nicht so fühlig.

Bei diesen Übungen kommt es aber gerade auf die gesteigerte Wahrnehmung an - hier v.a. in den Armen und Händen. Wir nehmen wahr, wie das Blut fließt, wie sich die Wärme in den Händen ändert und was wir sonst noch empfinden. Zum Schluß wenden wir uns zur Mitte hin und führen die Arme seitlich hinunter.

Dann erheben wir sie bis in Hüfthöhe und führen sie langsam zum Bauch hin. *Wir schauen in unsere Mitte* hinein und warten, bis alles in uns zur Ruhe kommt.

Diese Übung wird nur im Stehen geübt. Sie stammt aus dem Zyklus „Zehn Meditationen auf dem Berge Wudang" und heißt dort „Die eiserne Handfläche". Sie erlaubt auch einem Anfänger das Fließen der Energie in den Armen und Händen zu spüren. Die Vorstellung, so groß zu sein, daß wir bis in den Himmel reichen und in der gedrehten Lage Himmel und Erde, in der Geraden aber die Weltenden miteinander verbinden, vermehrt die Energie.

Das Windrad

(Der 90° Winkel zwischen Arm und Hand wird während der ganzen Übung beibehalten.)

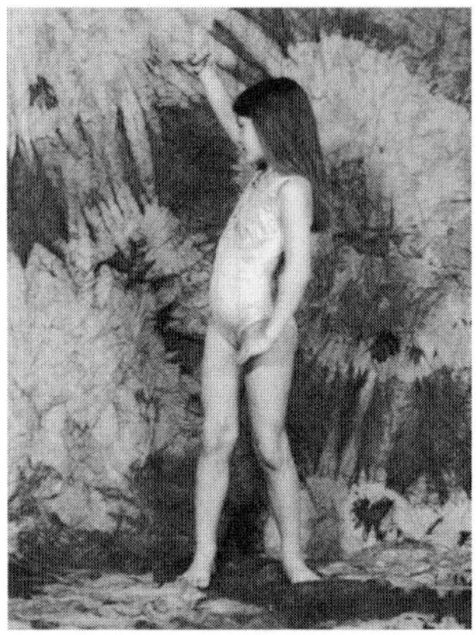

1. Der ganze Körper wird nach rechts gedreht, der rechte Arm ist oben, der linke unten.

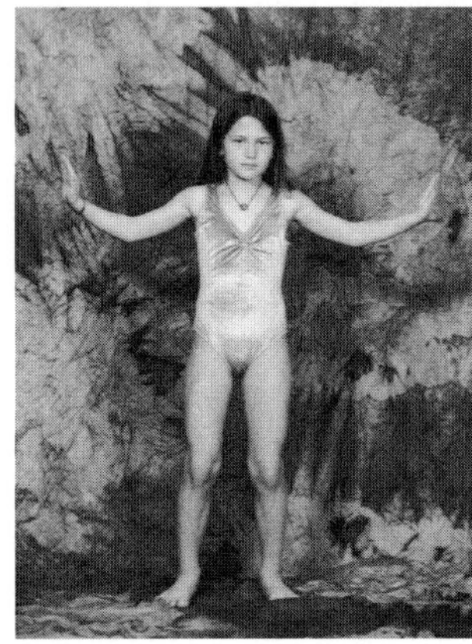

2. Wir drehen uns zur Mitte, die Arme sind waagrecht.

2.5. Blaue Fäden aus der Erde ziehen und rote Sonnen vom Himmel pflücken

Wir stehen, wie immer, in Schulterbreite, die Füße sind parallel, die Knie leicht gebeugt. Die Schultern sind tief, die Arme hängen, die Hände sind locker und fühlig. Wir sind groß, unsere Arme sind lang. Wir reichen fast zum Himmel hinauf.

Zusammen mit dem *Einatmen* heben wir die fast gestreckten Arme im Bogen vor dem Körper bis über den Kopf und biegen den Oberkörper leicht nach hinten. Unser Gesicht und unsere Handflächen schauen zum Himmel hinauf. Die Sonne scheint und schickt uns ihre roten Strahlen. Die Handflächen öffnen ihre Mitten und nehmen sie auf. Die Strahlen sammeln sich in den Handherzen und bilden dort kleine rote Sonnen, die leuchten und Wärme ausstrahlen. Auch unsere Stirn öffnet sich und läßt in ihrer Mitte eine Sonne entstehen. Wir gleichen der Sonnenprinzessin eines russischen Märchens.

Ausatmend beugt sich der Körper mit gestrecktem Rücken nach vorn. Auch die Kniekehlen sind dabei gestreckt. Die Sonnen lösen sich von uns und die Erde nimmt sie auf. Unsere Hände umgreifen die Füße und pressen mit der Mittelfingerspitze den Punkt in der Mitte zwischen dem Großzehenballen und Kleinzehenballen, der „Sprudelnde Quelle" heißt.

Einatmend richtet sich der Körper wieder auf und beugt sich wie zuvor nach hinten.

Auch wenn die Arme fast gestreckt sind, sind die Hände und v.a. die Finger ganz locker. Unsere ganze Wahrnehmung ist jetzt in den Fingerspitzen und wir spüren und sehen, daß sie blaue feuchte Fäden nach sich ziehen - bis zum Himmel hinauf. Die Fäden dehnen sich, wie wenn sie aus Gummi wären und glänzen in der Sonne wie taubenetzte Spinnweben. Der Wassermann in den tschechischen Märchen näht mit ähnlichen Fäden seine Schuhe, wenn er bei Mondlicht unter einer Weide sitzt. Der Himmel nimmt die Fäden auf.

Die Übung geht weiter. Die Handflächen und die Stirn empfangen ihre Sonnen und bringen sie zur Erde hin. Die Hände umfassen die Füße, die Mittelfinger pressen die „Sprudelnde Quelle", und wir ziehen *einatmend* taubenetzte blaue Fäden aus der Erde.

Ausatmen - und die Sonnen zur Erde tragen, die Füße umfassen, die „Sprudelnde Quelle" pressen.

Einatmend die Fäden aus der Erde ziehen. Der Himmel nimmt sie auf. Die Sonnen mit den Handflächen und der Stirn empfangen, ihre Wärme wahrnehmen und sie *ausatmend* hinunter zur Erde bringen, die „Sprudelnde Quelle" drücken.

Einatmen - und die Fäden ziehen, abgeben, die roten Sonnen empfangen und sie ausatmend zur Erde bringen. Die „Sprudelnde Quelle" pressen.

Mit dem *Einatmen* taubenetzte Fäden ziehen. Rote Sonnen an der Stirn und den

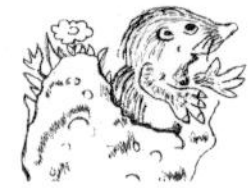

Handflächen empfangen und sie *ausatmend* zur Erde bringen. Die „Sprudelnde Quelle" drücken und zum letzten Mal *einatmend* die blauen Fäden ziehen und die Sonnen empfangen. Dann sinken die Hände seitlich hinunter.

Wir erheben sie langsam zum *Energiezentrum* und *kehren mit unserem „inneren Blick" und allen unseren Sinnen in unsere Mitte ein* und warten, bis alles in uns zur Ruhe kommt. Dann lassen wir die Hände hinuntersinken.

Die Vorstellungsbilder sind wichtig. V.a. durch die Fingerspitzen empfangen wir die Yin-Energie und geben sie ab. Sie wird mit dunkelblauer Farbe, Wasser oder Feuchtigkeit assoziiert. Die Yang-Energie empfangen und geben wir v.a. durch die Handflächen ab. Sie ist dem Himmel und der roten Farbe zugeordnet.

Blaue Fäden aus der Erde ziehen und rote Sonnen vom Himmel pflücken

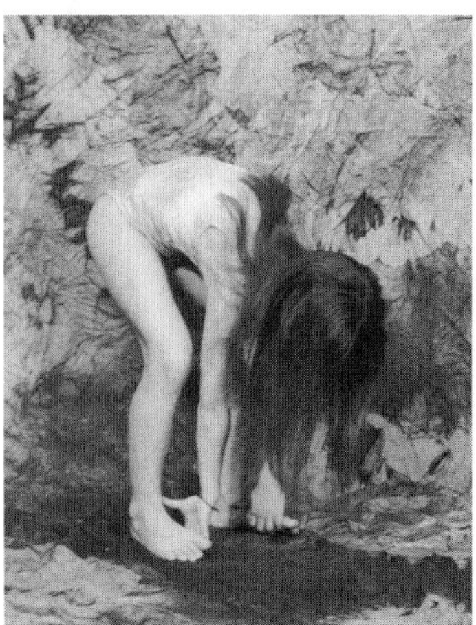

1. Der Körper ist vorgebeugt, mit den Händen umgreifen wir die Füße und drücken die „Sprudelnde Quelle".

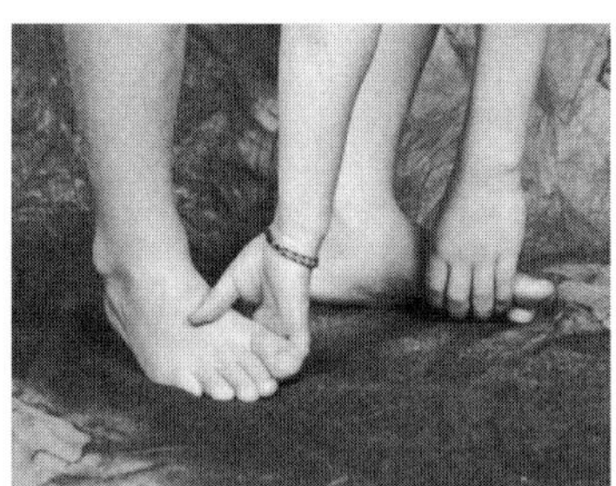

2. Detail von Abb. 1

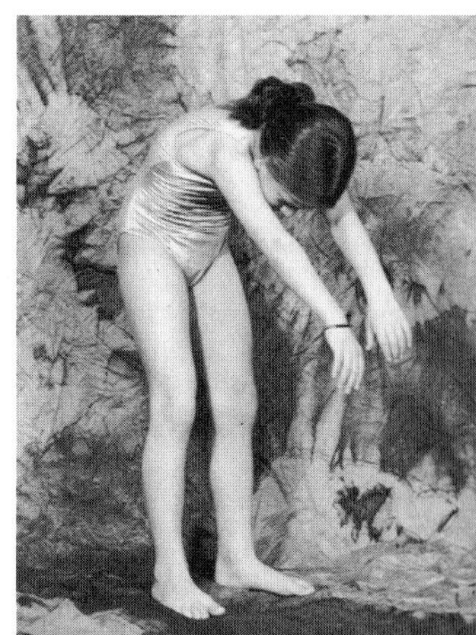

3. Wir ziehen blaue Fäden ziehen aus der Erde.

Blaue Fäden aus der Erde ziehen und rote Sonnen vom Himmel pflücken

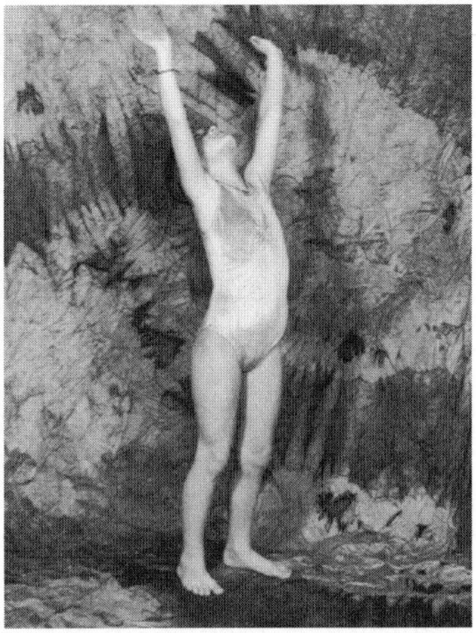

4. Oben empfangen wir drei Sonnen

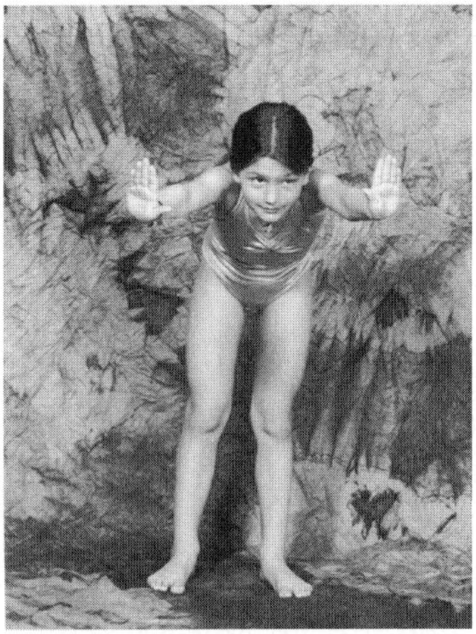

5. und führen sie zur Erde.

2.6. Der Maulwurf kommt ans Tageslicht

Wir sitzen locker. Die Hände sind vor dem Schoß so verbunden, daß sich die Finger durchdringen. Der Maulwurf schläft. Jetzt wacht er auf und tut sofort, was er immer tut: er bohrt Gänge.

Er will hinauf ans Tageslicht. Er bohrt mit seinem Oberkörper, der sich langsam dabei aufrichtet und mit seinem Kopf, der sich gegen die Erde stemmt.

Jetzt kommt der Durchbruch. Der Körper steckt noch in der Erde, aber über ihm ist alles frei. Er muß *sich strecken:* Der Maulwurf hebt die verbundenen Hände vor dem Körper nach oben und streckt sich. Dann sinken *die Hände* denselben Weg zurück. Er hebt sie wieder bis zur Brust. Da lösen sich die Hände, wenden sich zu den Seiten und *schieben* mit den Handballen die Erdhaufen *zur Seite*.

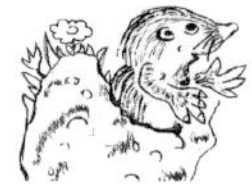

Dies ist nicht leicht, weil die Erde feucht und schwer ist.

Dann wendet er seine Schaufeln so, daß sie zueinander schauen und bringt sie zusammen. Er sieht aus, *als ob er beten würde*, und vielleicht tut er das auch. Jetzt aber beginnt er, *sie zu reiben,* weil er sie von der Erde befreien will. Er reibt, bis sie richtig warm werden.

Auch sein Kopf ist voller Erdkrümel, *die Augen* sehen kaum. Er schließt sie und reibt sie mit seinen warmen Handballen. Dann reibt er *seine Schaufeln aneinander* und anschließend mit den Handballen seine *Wangen.* Wieder reibt er seine *Schaufeln,* bis sie warm werden und dann die Nase mit seinen *Zeigefingerrücken* - die Handflächen schauen dabei nach vorne.

Erneut reibt er die Hände und legt sie dann so um die *Ohren* herum, daß sich die Mittelfinger vor dem Ohr, die Zeigefinger hinter dem Ohr befinden - und massiert hinauf und hinunter.

Nochmals reibt er die *Hände,* schließt sie zu *Fäusten.* Mit den Fingergelenken kreist er anschließend an seinen *Schläfen.* Schließlich streift er mit ihnen die Erde am *Hals* mehrere Male ab.

Jetzt muß er nur noch seinen Pelz in der *Nierengegend* putzen. Er reibt wieder erst *seine Schaufeln* gegeneinander und dann seinen *Rücken,* dort, wo die *Nieren* sitzen. Richtig warmreiben!

Nochmals reibt er seine Schaufeln vor dem Körper und reinigt seinen Pelz entlang der *Gürtellinie.*

Nur *zwischen seinen Krallen* ist noch Erde. Er verbindet die Schaufeln so, daß sich die Krallen durchdringen und reibt sie aneinander. *Alle Fingergelenke* bewegen sich, auch die Handgelenke, die Handflächen werden heiß.

Jetzt ist er rein! Es ist ein seltener Augenblick und der Maulwurf kostet ihn aus. Er hebt die Schaufeln vor die Hüften, die Handflächen schauen zueinander. *Seine ganze Aufmerksamkeit ist in seinen Händen und Fingern.* Sie sind entspannt und fühlig. Und weil sie entspannt sind, bilden sie kleine Schalen, die Finger sind dabei leicht voneinander gespreizt.

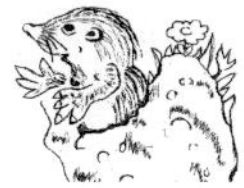

Er schließt seine Augen und *bewegt langsam seine Hände aufeinander zu.* Kurz bevor sich die Fingerspitzen berühren, macht er halt. Leicht bewegt er seine Hände. Man könnte fast meinen, daß sich die Fingerspitzen aneinander reiben. Sie berühren sich aber nicht. Nach einer Weile hält er an. *Dann zieht er die Hände auseinander* - ganz langsam und aufmerksam.

Jetzt hält er an. Die Hände streben *nochmals aufeinander zu,* diesmal sind die *Handflächen* leicht durchgestreckt, damit auch sie zueinander kommen können. Kurz bevor sie sich treffen, macht er wieder halt. Er ist nun sowohl in den Handflächen, wie in den Fingern anwesend. Die Hände bewegen sich leicht hinauf und hinunter, als würden sie aneinander reiben. Langsam und fühlig. Nun macht er halt und *zieht sie* aufmerksam *auseinander.*

Das war jetzt schön! Der Maulwurf strahlt. Habt Ihr auch etwas gespürt? Dann habt Ihr richtig geübt. Der Maulwurf führt jetzt seine Schaufeln *zu seinem Bauch,* legt sie dort übereinander, *schaut zufrieden in sich hinein und lächelt.*

Diese Übung beinhaltet die Massage energetisch wichtiger Gebiete, mit der Sie stets frischen Geist in den Unterricht bringen.

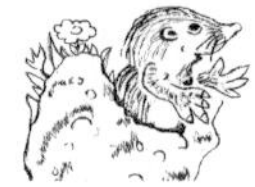

Der Maulwurf kommt ans Tageslicht

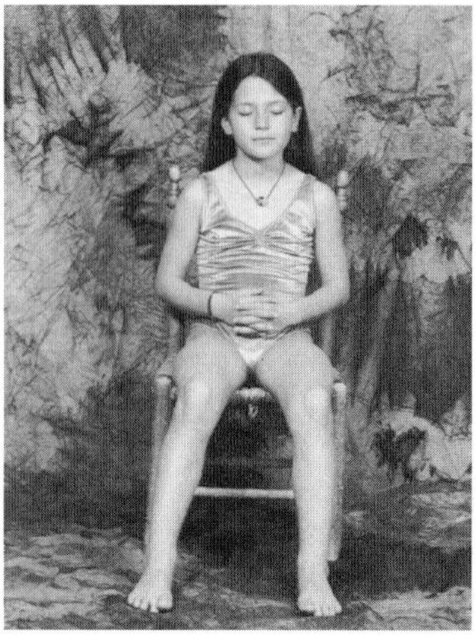

1. Der Maulwurf schläft. Er sitzt auf dem Stuhl, die Finger sind vor dem Bauch durchdrungen, die Augen sind geschlossen.

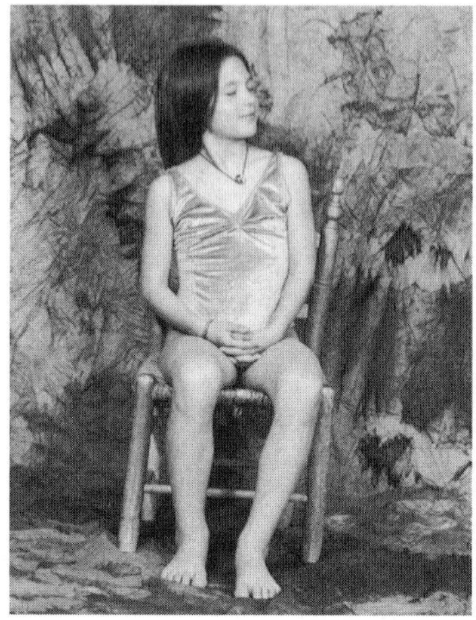

2. Der Maulwurf bohrt sich ans Tageslicht und drückt mit dem Kopf gegen die Erde.

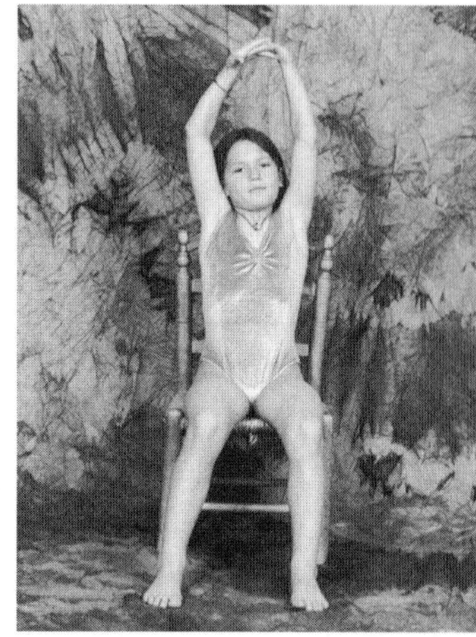

3. Der Maulwurf streckt sich: die Finger durchdrungen, die durchgestreckten Arme steigen vor dem Körper hinauf.

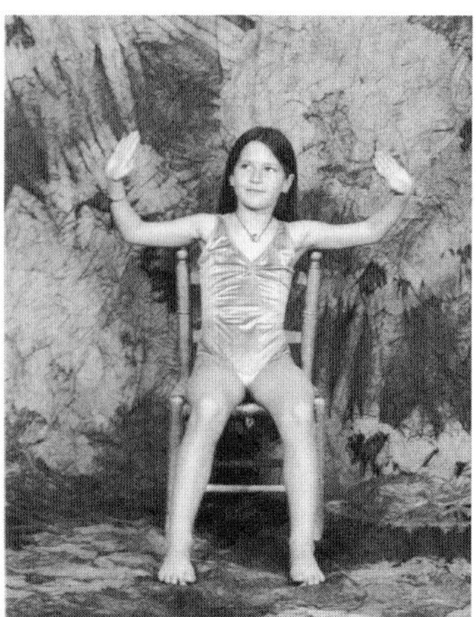

4. Der Maulwurf schiebt die Erdhaufen zu den Seiten.

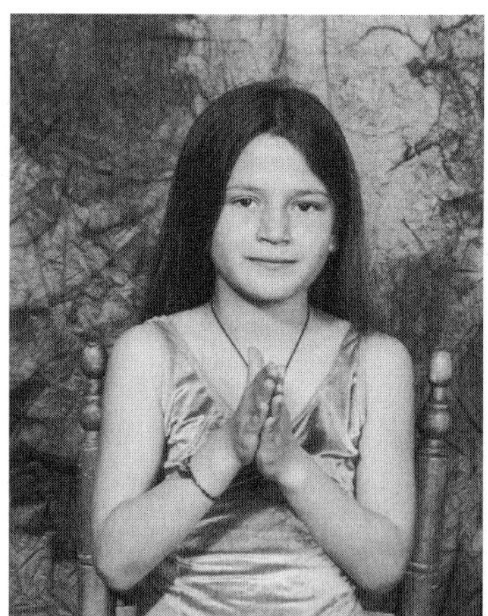

5. Dann reibt er die Hände vor dem Körper

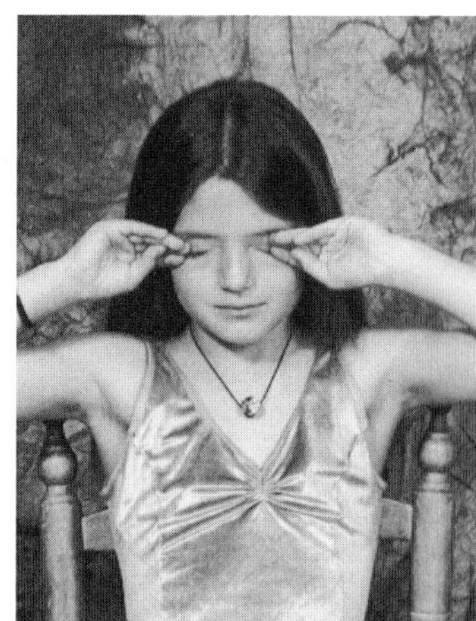

6. und streicht mit den Handrücken die Augen aus.

Der Maulwurf kommt ans Tageslicht

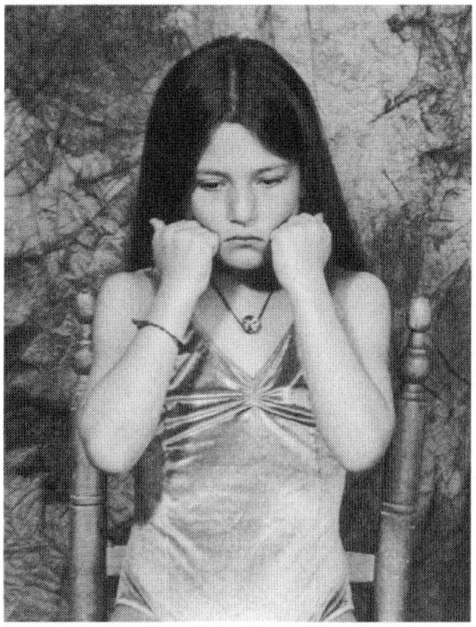

7. Er reibt seine Wangen mit den Handballen

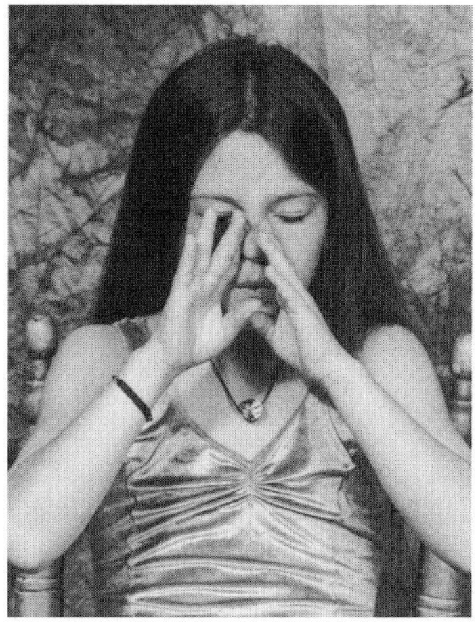

8. und mit den Zeigefingerrücken die Nasenwurzel.

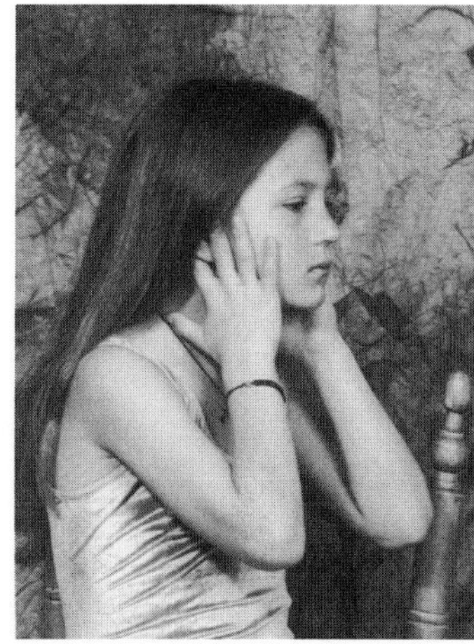

9. Er legt die Mittelfinger vor und die Zeigefinger hinter die Ohren und reibt.

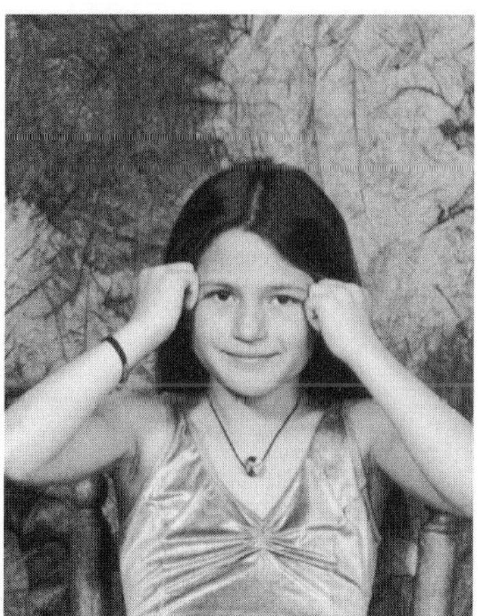

10. Er schließt die Fäuste. Mit den Fingergelenken reibt er die Schläfen,

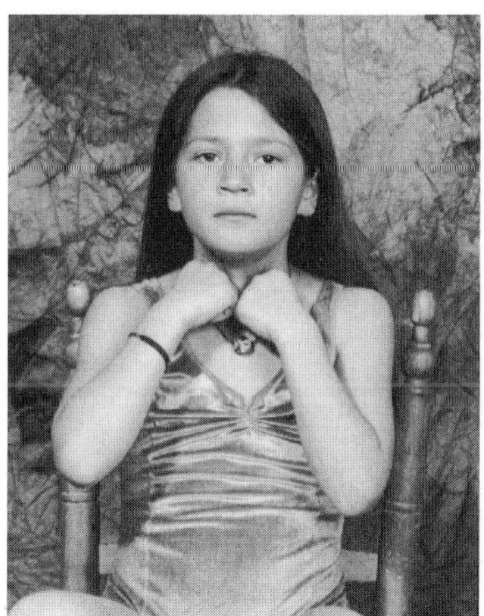

11. anschließend den Hals.

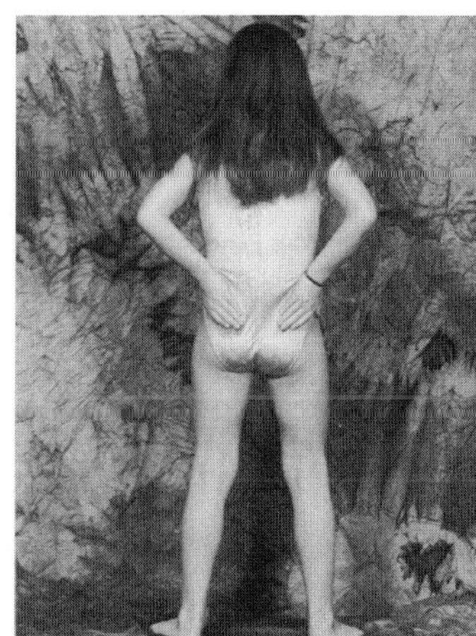

12. Er massiert die Nieren,

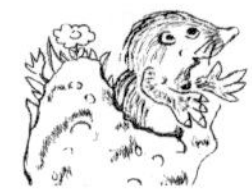

Der Maulwurf kommt ans Tageslicht

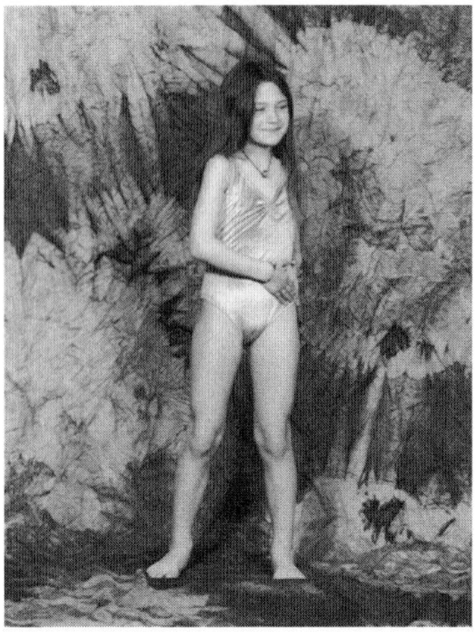

13. die Gürtellinie.

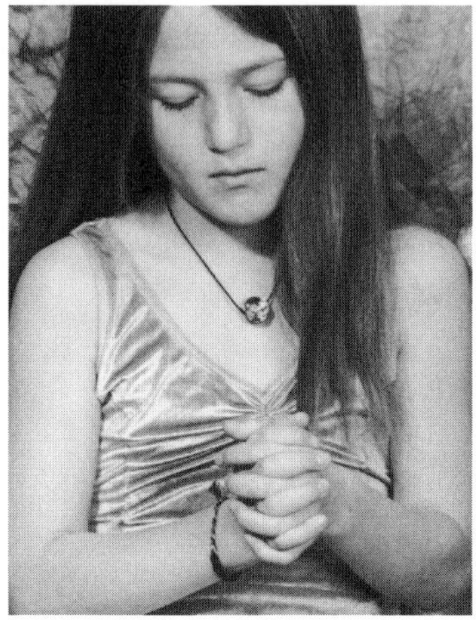

14. Er verbindet die Hände und reibt die Gelenke aneinander.

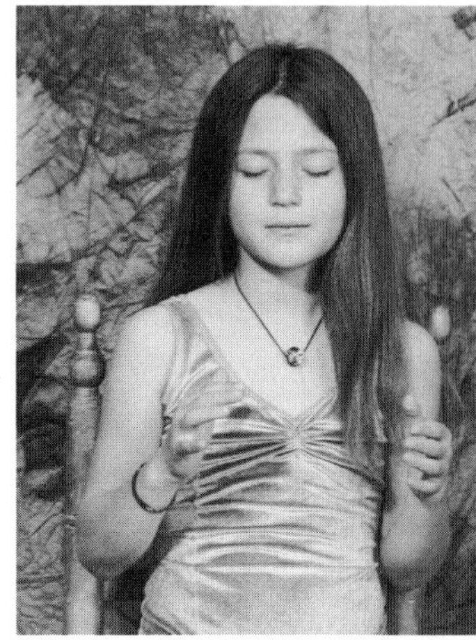

15. Vor dem Becken nähern sich die Hände einander langsam und fühlig.

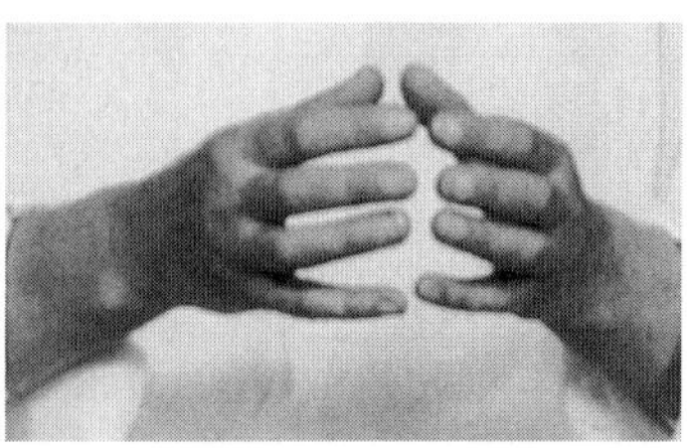

16. Dann „reibt" er die Fingerspitzen aneinander.

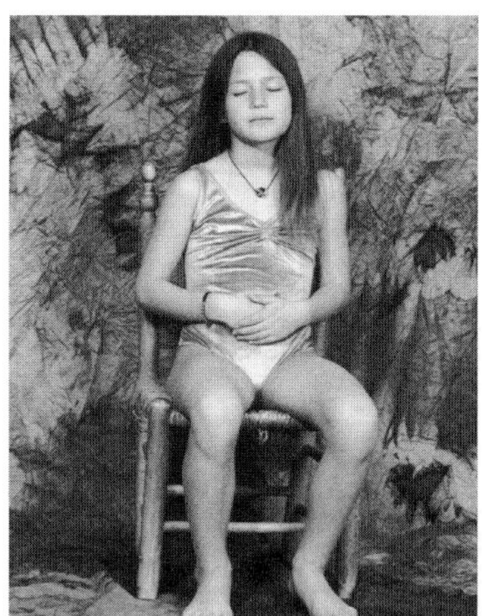

17. Abschließend legt er die Hände auf dem Bauch übereinander.

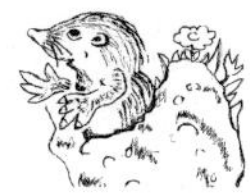

2.7. Den Teller tragen

Jetzt möchten wir uns auf unseren Zirkusauftritt vorbereiten. Wir werden mit den Händen kreisen und auf der offenen Handfläche einen Teller tragen.

Mit dem linken Fuß machen wir einen Schritt zur Seite, so daß wir ungefähr um zwei Fußbreiten breiter stehen als sonst. Wir beugen die Knie und sinken in den tiefen Reitersitz. Der Oberkörper ist aufrecht. Wir wippen ein bißchen, als würden wir reiten, um die richtige Haltung auszuloten. Die Schultern sind wie immer tief und locker, die Arme hängen neben dem Körper.

Zunächst möchten wir nur mit der rechten Hand üben, die linke bleibt an ihrer Stelle.

Wir drehen die Hand einwärts, so daß die Handfläche nach außen schaut und beugen das Handgelenk zur Handfläche hin. Dann legen wir in Gedanken einen Teller auf die Hand. Später, wenn wir die Übung beherrschen, können wir einen echten Holzteller darauflegen.

Das ist unsere Ausgangshaltung.

Es spannt im Arm – das soll es auch. Nun führen wir den Arm, der sich allmählich im Ellbogen beugt, vor dem Körper ansteigend bis über die linke Schulter. Hier haben wir den höchsten Punkt erreicht. Ohne Unterbrechung setzen wir die Bewegung fort, beschreiben hinter dem Kopf einen Halbkreis und sinken mit dem sich langsam streckenden Arm zu unserem Ausgangspunkt auf der rechten Seite. Im Unterschied zum Anfang weist der Ellbogen nach unten, die Handfläche ohne Umwendbewegung nach oben.

Die Bewegung geht ohne Unterbrechung weiter: Mit einer Einwärtsbewegung im Hand- und Schultergelenk wird die Ausgangslage erreicht: Ellbogen und Handfläche schauen in extremer Einwärtsdrehung nach oben. Wir haben eine Achterspirale beschrieben.

Jetzt haben wir den ganzen Bewegungsablauf besprochen. Wir haben dafür recht lange gebraucht. Wenn Ihr später mit der Kassette/CD übt und die Übung schon

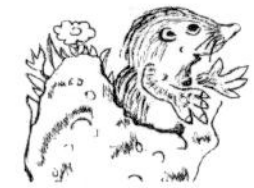

kennt, müßt Ihr nicht auf meine Erklärung warten. Es schadet Euch aber nicht, die Bewegung einmal ganz langsam auszuführen.

Wenn wir jetzt den *rechten Arm* schwingen, ist der ganze Oberkörper locker, und *die Hüfte gleicht mit ihrer Gegenbewegung die Gewichte aus.* Auf diese Weise gerät der ganze Körper in Bewegung. *Vier Mal mit jedem Arm.*

Wir beginnen mit dem *rechten* und achten darauf, daß wir den Teller nicht verlieren: den großen Kreis, den kleinen Kreis, den großen Kreis, den kleinen, den großen, den kleinen und zum letzten Mal die beiden Kreise.

Jetzt mit dem *linken* Arm - und wir achten auch darauf, daß wir die Kreise nicht zu mickrig machen, sondern richtig ausfahren: den großen Kreis und den kleinen, den großen, den kleinen - „nicht den Teller verlieren!", den großen Kreis wieder, den kleinen und zum letzten Mal die beiden Kreise.

Nun möchten wir *mit beiden Händen* tragen und beginnen darum auf beiden Seiten symmetrisch: den großen Kreis - den kleinen Kreis, den großen - den kleinen, den großen Kreis und den kleinen nach hinten und zum letzten Mal die beiden Kreise.

Jetzt wart Ihr tüchtig. Die Übung ist am Anfang gar nicht leicht. *Später* aber, wenn Ihr sie gut beherrscht, könnt Ihr es probieren, die *Bewegungen der beiden Arme gegeneinander* zu führen. Während der eine Arm den großen Kreis macht, beschreibt der andere den kleinen.

Wer noch ein wenig weiterüben möchte, kann das tun. *Wir Anderen legen die Hände am Energiezentrum übereinander und ruhen uns dort mit allen unseren Sinnen aus.*

Auch die, die noch weitergeübt haben, legen jetzt die Hände auf den Bauch und *sammeln sich.*

Diese Übung kann auch im Sitzen ausgeübt werden. Im Stehen ist sie energetisch allerdings noch ergiebiger, weil auch die Hüftgelenke, Füße und Beine an der Bewegung beteiligt sind.

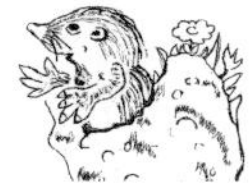

Den Teller tragen

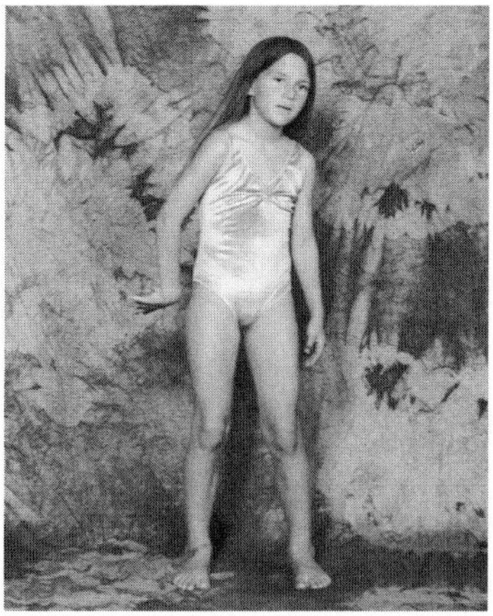

1. Die Ausgangshaltung

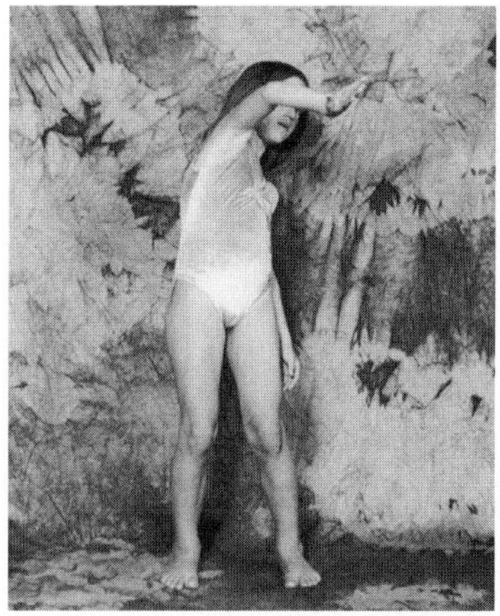

2. Nun führen wir den Arm, der sich allmählich im Ellbogen beugt, vor dem Körper ansteigend bis über die linke Schulter.

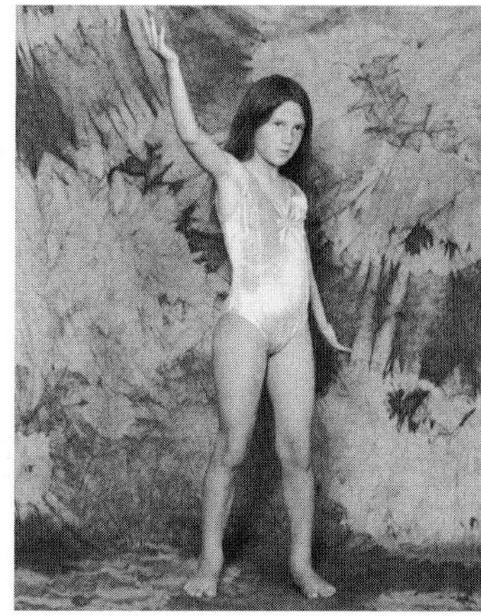

3. Hier haben wir den höchsten Punkt erreicht.

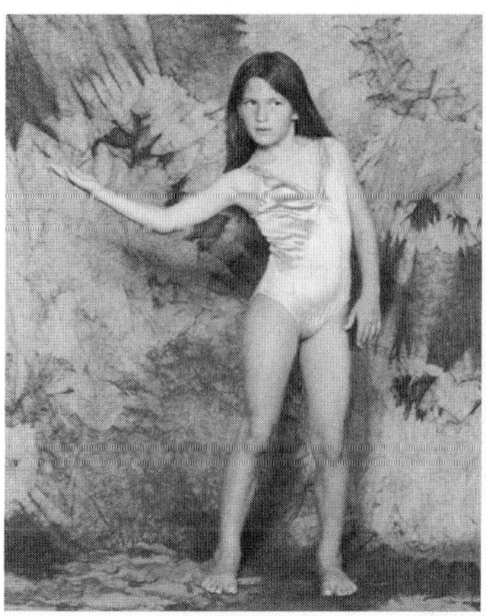

4. Hinter dem Kopf beschreiben wir einen Halbkreis

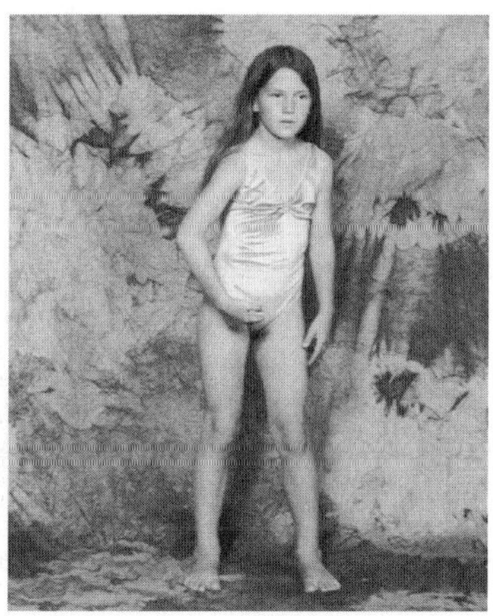

5. und sinken mit dem Arm zu unserem Ausgangspunkt auf der rechten Seite. Im Unterschied zum Anfang weist die Handfläche ohne Umwendbewegung nach oben.

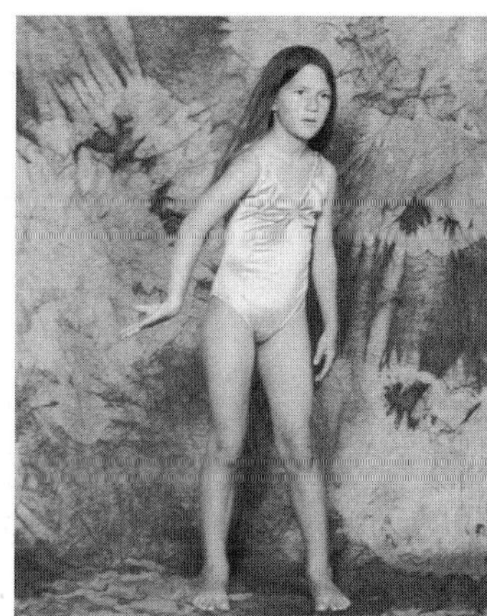

6. Nun beschreiben wir einen kleinen Kreis nach hinten.

Den Teller tragen

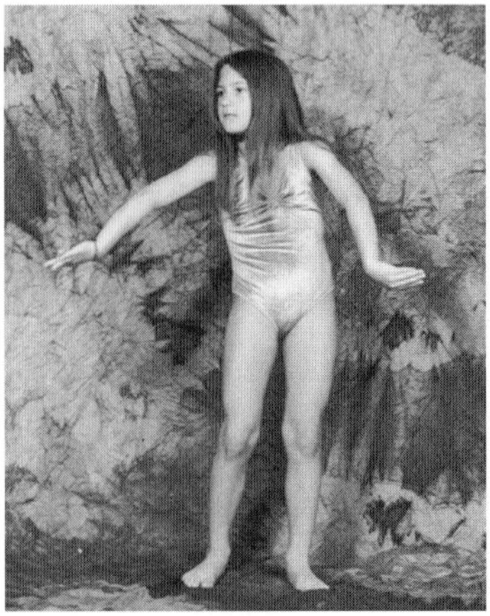
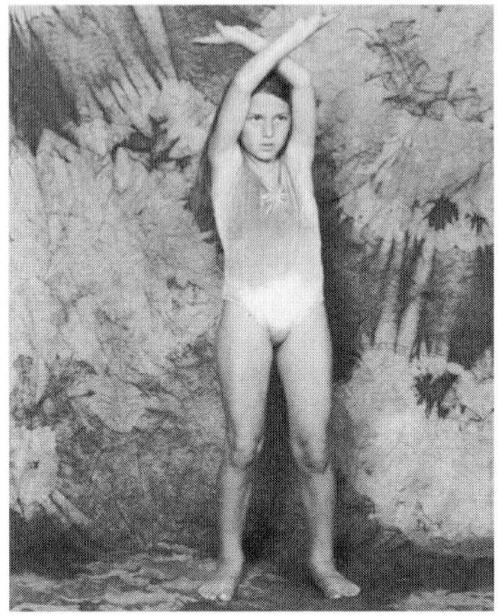
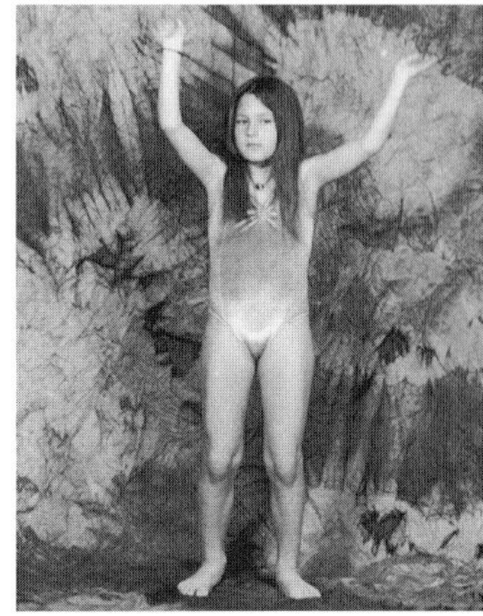

7.-12. „Den Teller tragen" mit beiden Händen

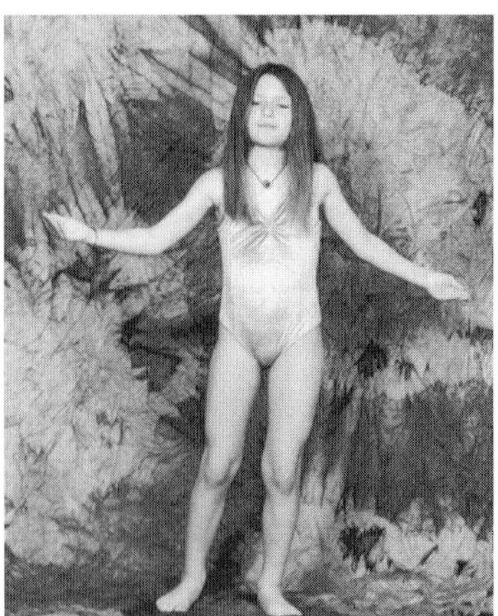
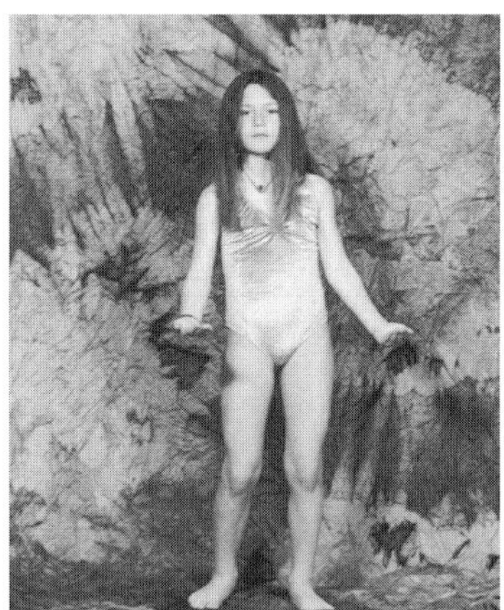
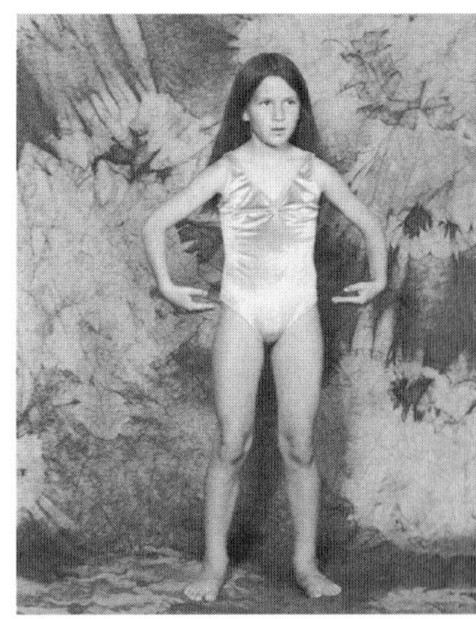

Den Teller tragen

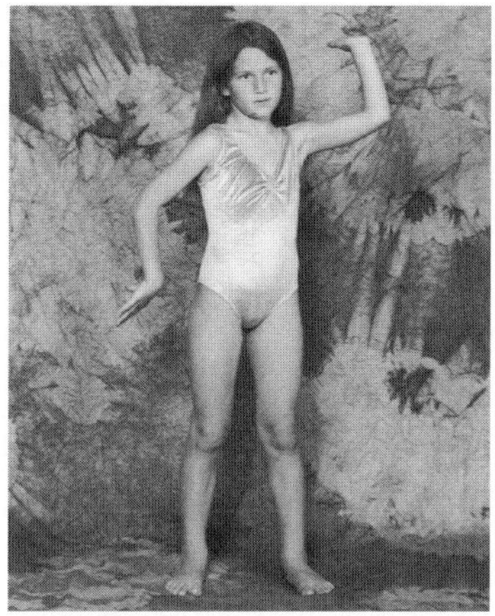

13. „Den Teller tragen" mit beiden Händen gegen einander

2.8. Zur Sonne aufsteigen

Mit der nächsten Übung werden wir zur Sonne aufsteigen.

Die Aufmerksamkeit ist auch bei dieser Übung v.a. in den Armen und Händen und in den Körperteilen, denen sich die Hände nähern.

Die Arme steigen seitlich und leicht vorne hinauf, die Handflächen drehen sich allmählich nach oben, so daß sie in waagrechter Lage zum Himmel schauen. Das Gewicht wird leicht nach vorne verlagert. Während die Arme weiter nach oben wandern, stellen wir uns auf die Zehenspitzen und neigen das Kinn zur Brust. *Oben* umarmen wir die Sonne. Wir fühlen ihre Wärme und Kraft. Dann fassen wir sie mit den Händen, sinken auf die Fersen zurück, sinken leicht in die Knie, *führen den Feuerball* vor dem Körper *hinunter* und *drücken ihn in unser Energiezentrum im Bauch hinein.* Dann legen wir unsere *Hände auf dem Bauch* übereinander und nehmen mit allen unseren Sinnen wahr, wie das Feuer den Körper

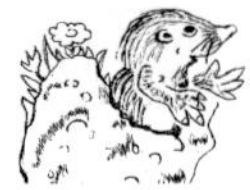

durchdringt, durchleuchtet und erwärmt. Dann sinken die Hände und hängen, der Schwerkraft gehorchend, herab.

Und *wieder steigen die Arme* seitlich hoch, das Gewicht wird nach vorne verlagert. Wir stellen uns auf die Zehenspitzen und umarmen die Sonne. Dann packen wir den *Feuerball, tragen ihn* vor dem Körper *hinunter,* drücken ihn in unser Energiezentrum hinein, *legen die Hände auf dem Bauch übereinander* und spüren, wie er uns durchdringt und wärmt und stärkt.

Dann *sinken* die Hände, entspannen sich kurz und *steigen wieder seitlich hoch.* Oben umarmen sie die Sonne, fühlen ihre Kraft und Wärme, fassen sie und *tragen sie hinunter.* Dann drücken sie die leuchtende Kugel in den Bauch hinein. Sie durchleuchtet, erwärmt und stärkt uns. Die Hände *ruhen* noch kurz *vor dem Bauch,* bevor sie *hinuntersinken,* um sich zu entspannen.

Zum letzen Mal steigen die Hände hoch, während wir das Gewicht nach vorne verlagern, uns auf die Zehenspitzen stellen und das Kinn zur Brust neigen. Oben umarmen wir die Sonne, fassen sie mit unseren Händen und *tragen* sie vor dem Körper *hinunter.* Dann drücken wir sie in unser Energiezentrum hinein und fühlen ihre Kraft in unserem Inneren. Die *Hände ruhen übereinander auf dem Bauch* eine Weile, bevor sie *hinuntersinken.*

Diese energetisch ausgiebige Übung kennen wir in vielen Varianten. Sie hat sich besonders bei Kindern mit verschiedenen Erschöpfungssymptomen bewährt.

Zur Sonne steigen

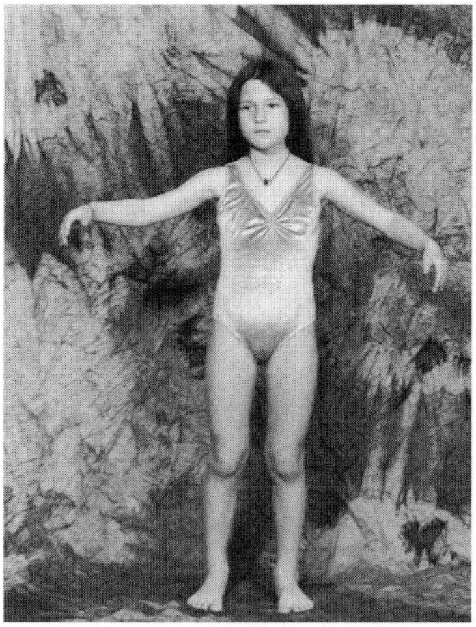

1. Wir steigen zur Sonne,

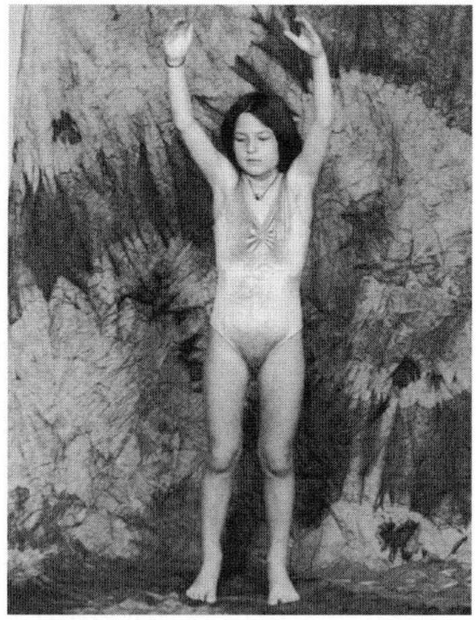

2. umarmen den Feuerball,

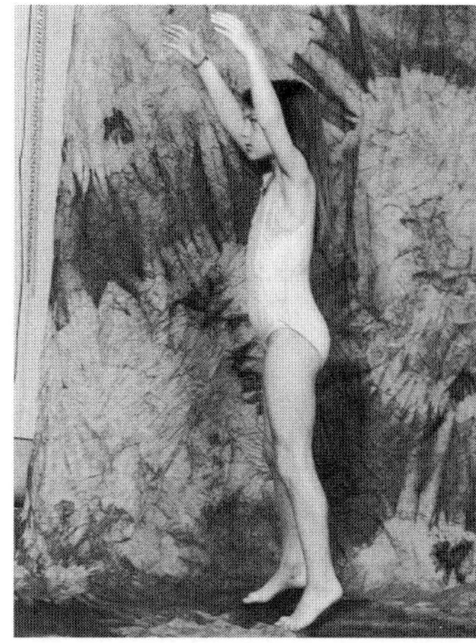

2. (Ansicht von der Seite)

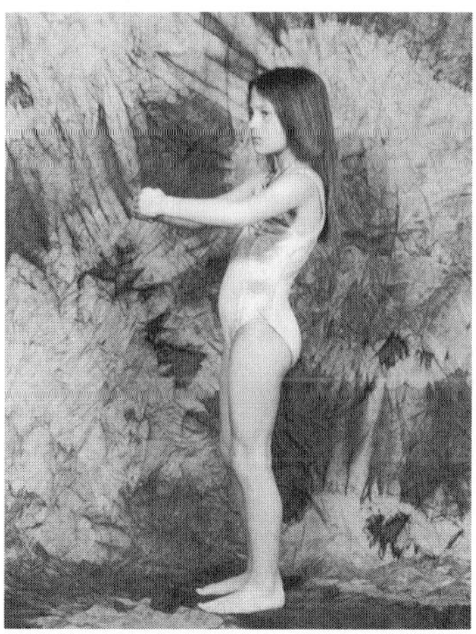

3. führen ihn hinunter und drücken ihn in den Bauch hinein.

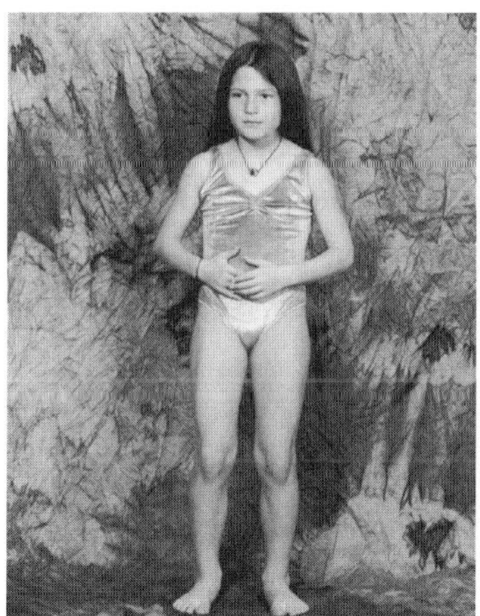

4. Dann legen wir die Hände auf dem Bauch übereinander und verinnerlichen den Blick.

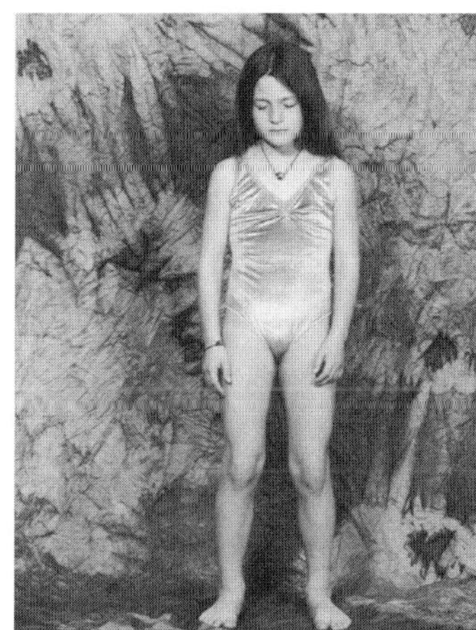

5. Anschließend sinken die Hände.

2.9. Die abschließende Sammlung

Wir heben noch einmal unsere Hände zum Energiezentrum, damit wir die Übung gemeinsam abschließen.

Diesmal werden wir *mit verbundenen Händen über dem Bauch kreisen.* Vier Mal in die eine, vier Mal in die andere Richtung. Die Augen sind dabei entweder ganz geschlossen oder halb geöffnet, sie haften aber nicht an den Dingen.

Mit unserem geistigen Auge beschreiben wir dieselbe Linie im Inneren des Bauches.

Dann atmen wir noch drei Mal miteinander ein und aus. Wir schöpfen unseren Atem aus den kosmischen Weiten und führen ihn direkt in unser Energiezentrum hinein. Wir beginnen und atmen miteinander: ein - aus, ein - aus, ein - aus.

Wir öffnen die Augen, lächeln einander zu, strecken uns und kehren zu der Arbeit zurück, die wir durch unsere Übung zuvor unterbrochen haben. Ich wünsche Euch viel Spaß dabei!

Die abschließende Sammlung

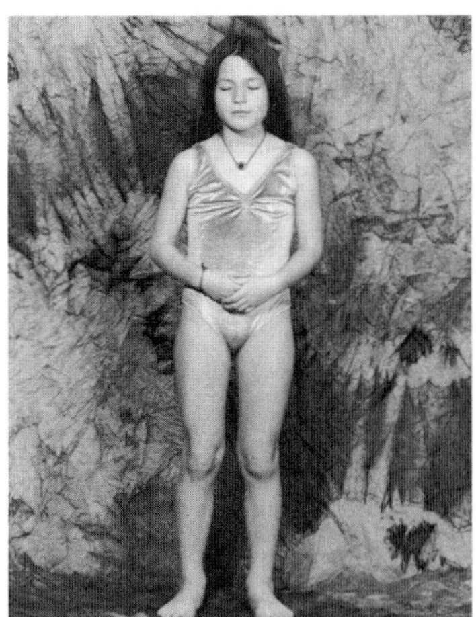

Mit den übereinander gelegten Händen beschreiben wir vier immer größer und nachher vier immer kleiner werdende Kreise.

3. Kommentierte Übungsanleitung der Kassette/CD „Der Tag geht auf"

„Der Tag geht auf" heißt der Titel einer ganzen Folge von Übungen. Sie kann im Sportunterricht, im Qigong-Unterricht für Kinder und daheim in der Familie geübt werden. Sie ist auch unter Erwachsenen sehr beliebt. Immer wieder werde ich um diese Folge gebeten, weil es kraft ihrer Bilder gelingt, ein starkes Qi-Gefühl zu entwickeln.

Die Übungsfolge folgt in ihrem Aufbau, wie die meisten Qigong-Zyklen, dem Tageslauf: Der Tag erwacht. Aus der form- und farblosen Nacht kommt der Tag durch das Öffnen unserer Augen und aller unserer Sinne ans Licht. Der Tag und wir sind eins. Mit unserer Wahrnehmung tragen wir die Sonne hoch, schöpfen von ihrer Kraft und stehen mitten im kosmischen Zusammenhang. Wir tragen zu diesem kosmischen Geschehen bei, gestalten es mit und werden von ihm genährt und getragen. Wir reflektieren nicht darüber, sondern sind mitten im Geschehen begriffen. Wie sich der Tag entwickelt, so entwickeln uns auch wir: Wir strecken uns und bekommen Form, grenzen unsere Gestalt aus und erfrischen uns mit Quellwasser, dem größten Geschenk der Erde. Dann strömen wir in den Tag hinaus, in seine Weiten und Höhen, weiten uns aus, sammeln Energie und erfahren uns und die Welt aus verschiedenen Blickwinkeln, um abends in unsere Mitte zurückzukehren und alles in sie hineinzutragen.

3.1. Der Tag geht auf

In jeder bequemen Haltung, gerne auch liegend: Der Tag geht auf. Die Vögel singen. Wir wachen auf. Die Augen sind noch geschlossen. Der Körper ist locker und warm, es plagen uns keine Gedanken und Sorgen. Wir fühlen uns wohl. Und weil wir uns wohlfühlen, fangen wir an zu lächeln. Und wir nehmen wahr, daß nicht nur unsere Lippen lächeln, sondern auch unsere Augen, unsere Stirn, das ganze Gesicht, der ganze Körper - ja, eine jede Zelle und Pore. Wir atmen langsam und gelassen. Wir öffnen die Augen und stehen auf.

Der Tag geht auf

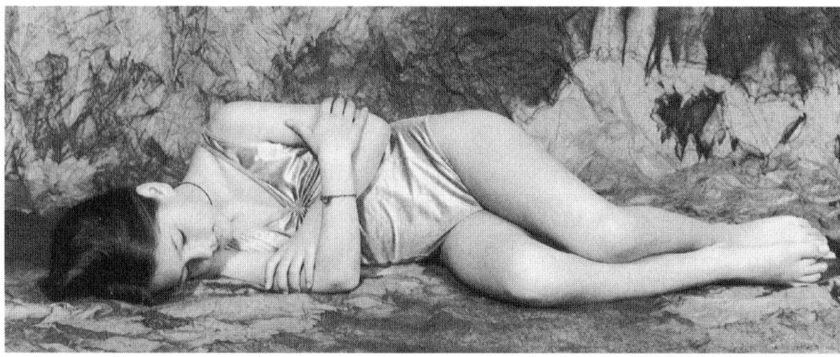

1. Wir liegen,

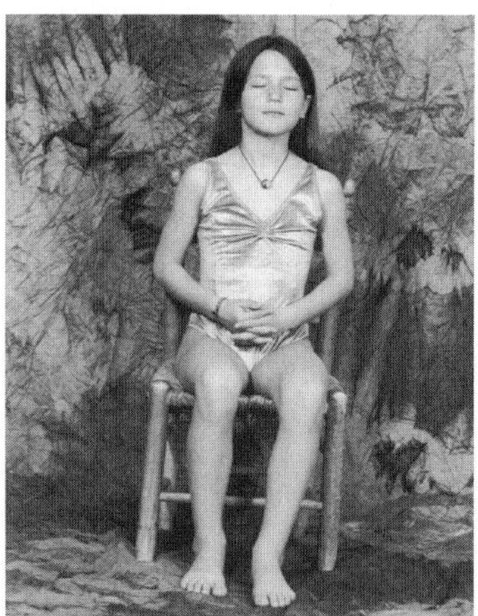

2. sitzen oder

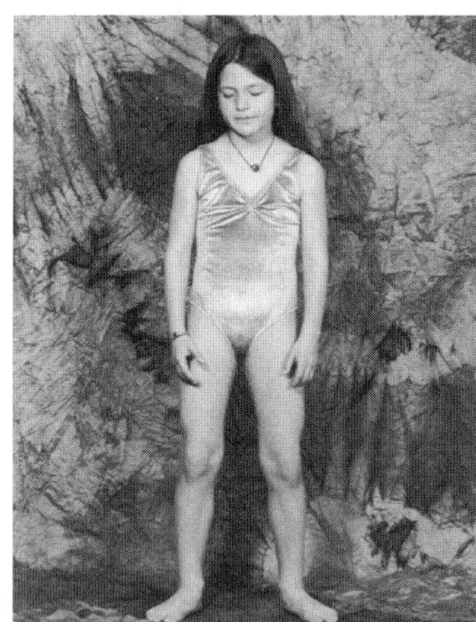

3. stehen. Dies ist die Grundhaltung des ChanMi-Qigong

Wir stehen in Schulterbreite, die Füße sind leicht nach außen gewendet, die Knie sind locker und beweglich, wie Kugellager. Wir ziehen das Gesäß leicht ein und achten darauf, daß wir kein Hohlkreuz haben. Die Schultern sind tief und locker, die Arme hängen, die Hände sind entspannt.

Diese Haltung ist im Qigong ungewöhnlich. Es ist die Grundhaltung des ChanMi-Qigong, dessen Basisübungen wir in dieser Übungsfolge immer wieder praktizieren werden. ChanMi-Qigong ist eine buddhistische Art des Qigong, die aus dem Tibet stammt. Die Basisübungen bestehen aus einer harmonischen Wellenbewegung der Wirbelsäule. Verspannungen werden dadurch gelöst, Kopf- und Rückenschmerzen beseitigt. Vor allem aber wird die Wirbelsäule aktiviert, wie wir bald spüren werden. Sie verwandelt sich in unserem Bild zu einem Kanal, in dem sich die stärksten Energieströme bewegen.

3.2. Wir tragen die Sonne hinauf

Die Sonne geht auf. Wir tragen sie zum Himmel hinauf. Sie ist groß und rund. Wir fühlen ihre Wärme und Kraft, folgen ihren Umrissen mit den Händen - nach unten und nach oben.

Die Wolken breiten sich aus, und wir helfen ihnen dabei - mit der linken Hand, mit der rechten Hand. Und noch einmal - mit der linken Hand und mit der rechten.

„Wir fühlen ihre Wärme und Kraft“ heißt, daß wir mit dem ganzen Körper wahrnehmen, wie der Feuerball vorüberzieht. Beim Ausbreiten der Wolken bleibt unsere Aufmerksamkeit in den Handtellern. Die Bewegung bleibt aber nicht auf die Hände begrenzt. Sie sind nur die äußersten Ausläufer einer Bewegung, die in der Wirbelsäule beginnt.

Wir tragen die Sonne hinauf

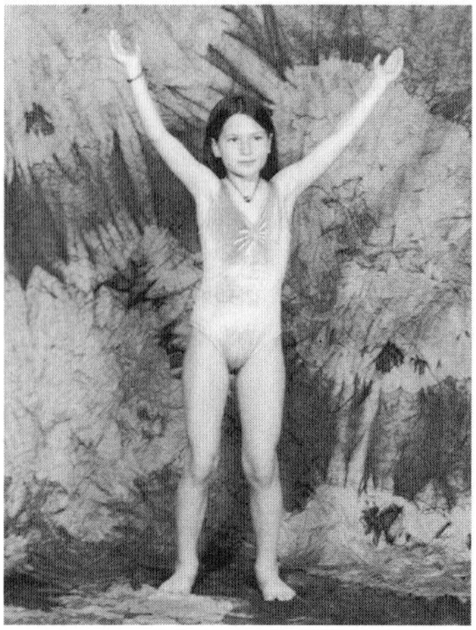

1. Wir tragen die Sonne hinauf,

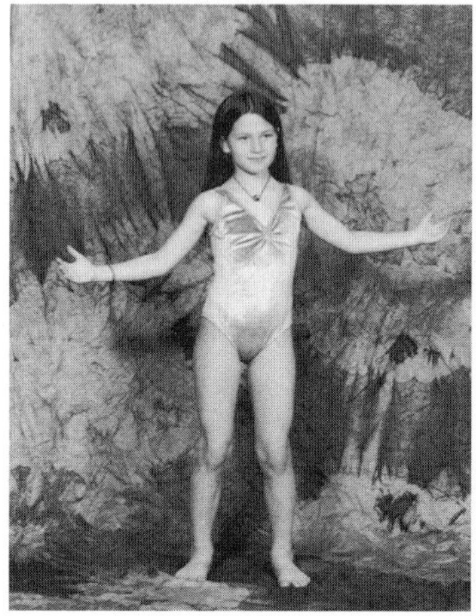

2. spüren ihre Umrisse

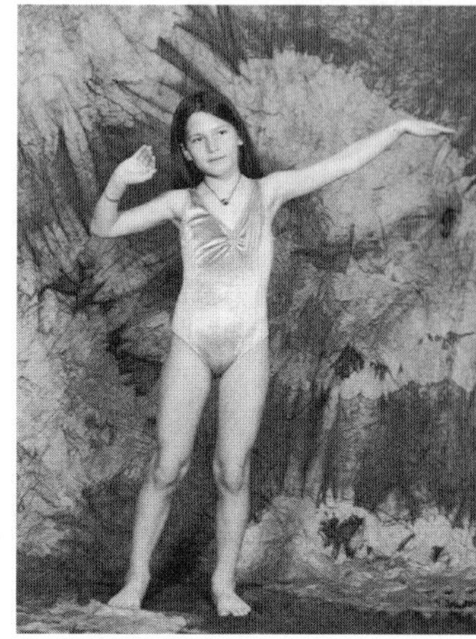

3. und verteilen die Wolken zu der einen Seite...

3.3. Die Nacht weicht

Die Nacht weicht. Wir strecken die Arme weit zu den Seiten, waschen das Gesicht, den Kopf von vorne nach hinten - und schließlich den Hals.

Sowohl die Hände, als auch die Körperteile, an denen die Hände vorbeigleiten, sind empfindsam.

Die Nacht weicht

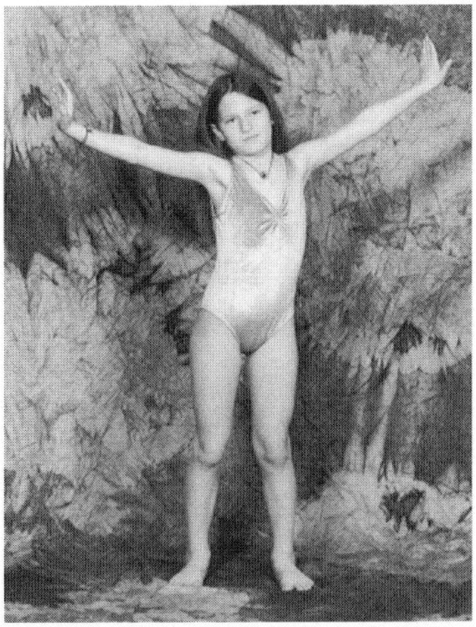

1. Wir strecken uns zu den Seiten,

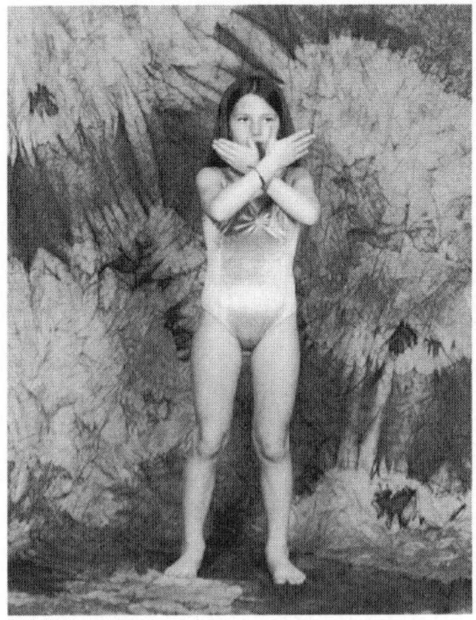

2. waschen das Gesicht,

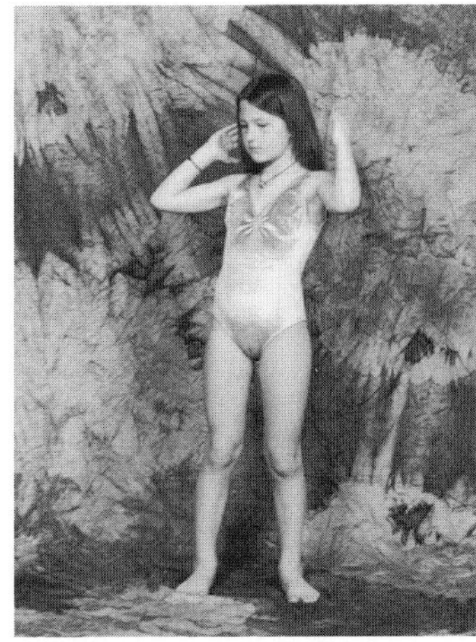

3. den Kopf von vorne nach hinten

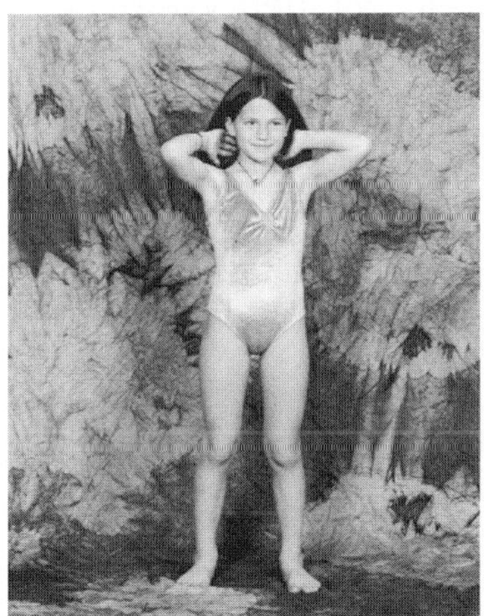

4. und den Hals.

3.4. Wir klopfen den Körper durch

Dann klopfen wir den Körper, damit die Energie gut fließen kann. Erst die Hinterseite des Körpers von oben nach unten, dann die Vorderseite von unten nach oben und schließlich die Seiten.

Wir beginnen mit den Fingerrücken der rechten waagrecht erhobenen Hand. Es folgt der Handrücken, die Außenseite des Arms bis zur Schulter. Jetzt kommt die linke Hand an die Reihe: die Fingerrücken, der Handrücken und die Außenseite des Arms. Am Rücken beginnen wir mit beiden Händen, so hoch wir hinaufreichen und klopfen hinunter über die Lenden, das Gesäß, die Oberschenkel, die Waden, die Fersen und außen am Fußrücken entlang. Jetzt klopfen wir hinauf: die Zehen, den Rist, die Vorderseite der Unterschenkel, Oberschenkel, Leisten, Bauch, die Magengegend und die Brust bis zum Hals. Dann folgen die Innenseiten der Arme - erst rechts, dann links.

Nun klopfen wir unsere Seiten. Wir beginnen bei den Schläfen, die wir leicht mit den Fingerspitzen klopfen, dann hinter den Ohren, über den Hals und unter die Achseln hinunter bis zu den Außenseiten der Füße.

An der Fußinnenseite beginnen wir den Weg nach oben: über die Knöchel, die Innenseiten der Waden und der Schenkel. Über die Leisten münden wir in den vorderen Strom ein und klopfen den Bauch, die Magengegend, die Brust, den Hals, die Innenseite des rechten und des linken Arms.

Das Klopfen der Energiebahnen ist eine der ältesten Formen der Meridianmassage. Am Anfang des Tages regen wir die Energiebahnen an und klopfen sie in der Richtung ihres Energieflusses. Die Rückseite des Körpers dürfen wir stärker klopfen, weil dort die Yang-Meridiane verlaufen. Die Yin-Seite aber wollen wir gefühlvoller klopfen. Eine Ausnahme macht der Magenmeridian, der als Yang-Meridian an der Yin-Seite ohnehin ein energetisches Zwitterdasein führt. Er wird gegen seine Flußrichtung und so zart wie ein Yin-Meridian geklopft.

Wir klopfen den Körper durch

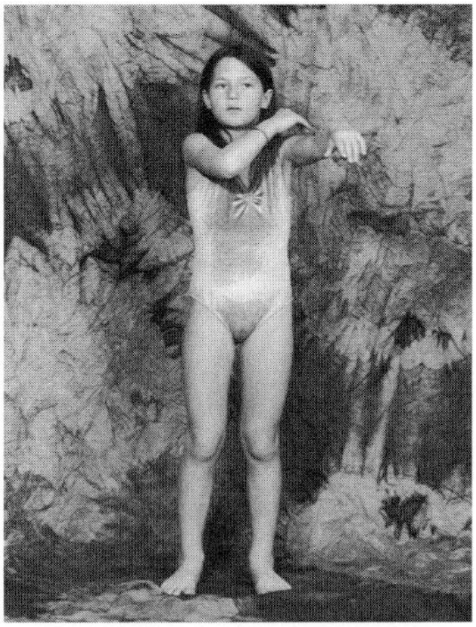

1. Wir klopfen die Hand- und Armrücken,

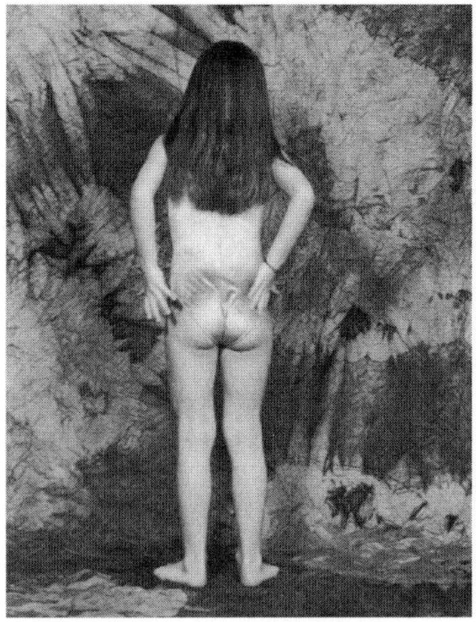

2. den Rücken

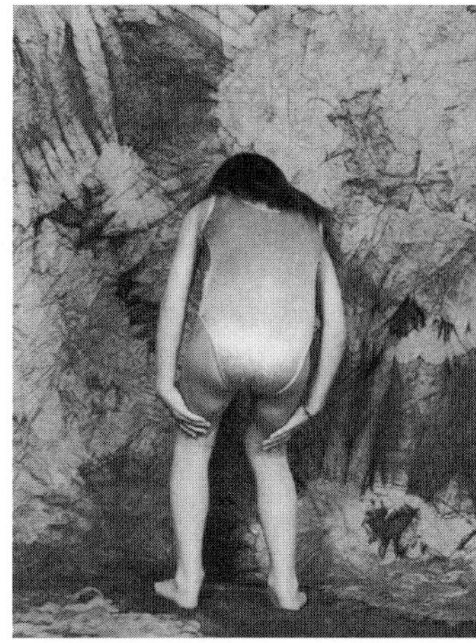

3. und die Hinterseite der Beine hinunter,

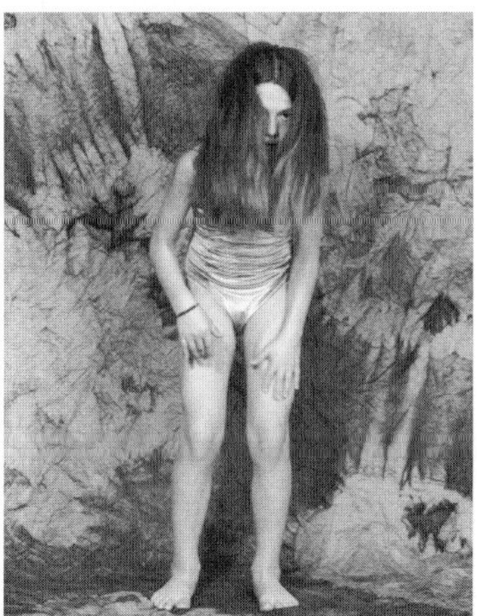

4. vorne an den Beinen,

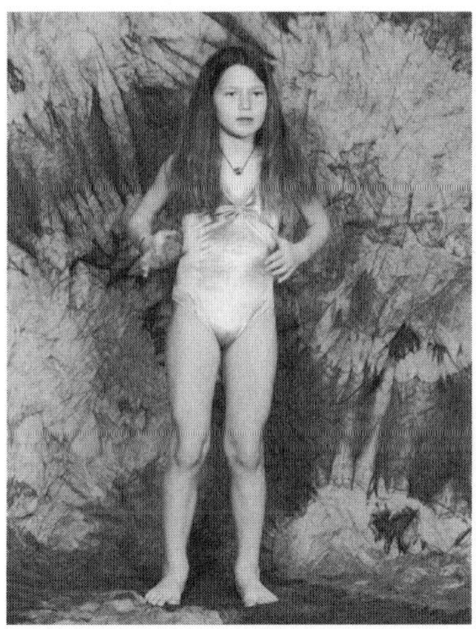

5. am Körper

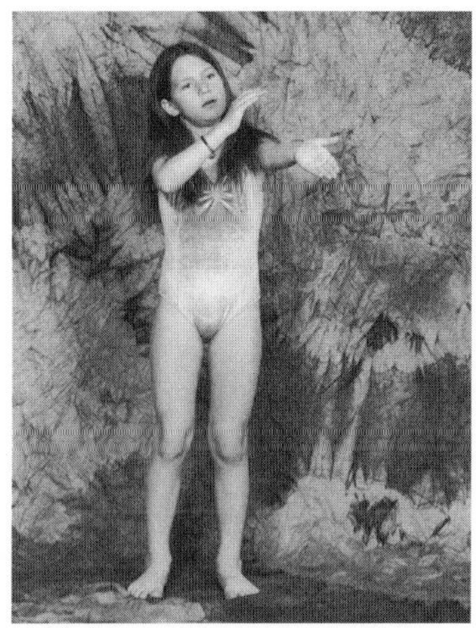

6. und an den Innenseiten der Arme hoch.

Wir klopfen den Körper durch

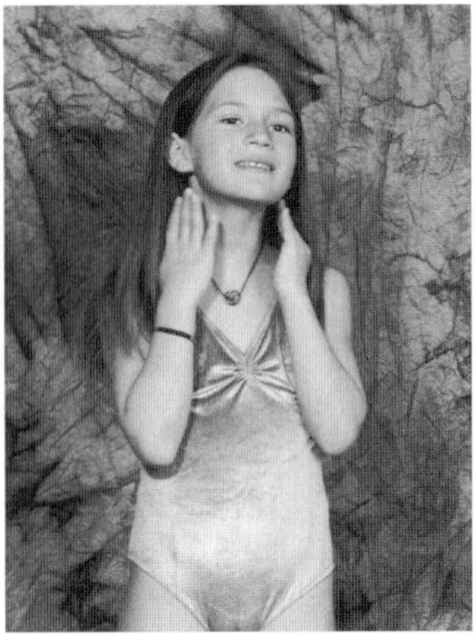

7. Die Schläfen, den Hals,

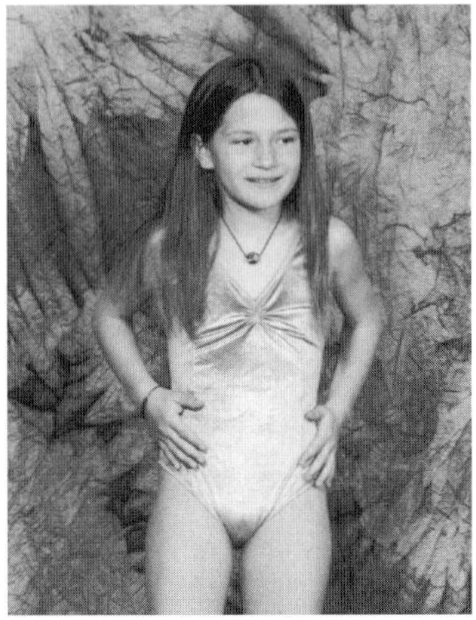

8. die Körperseiten und

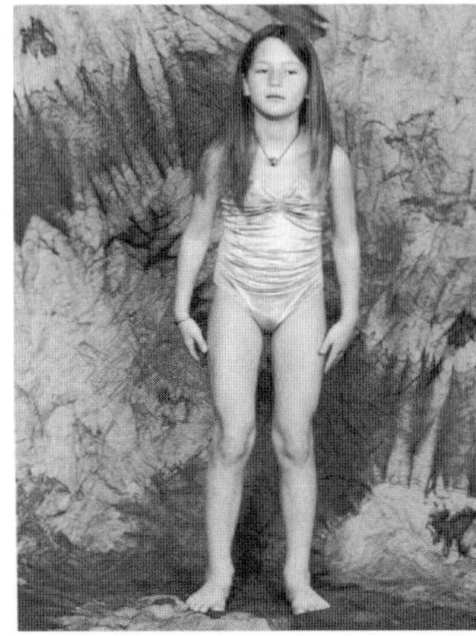

9. die Außenseiten der Beine hinunter,

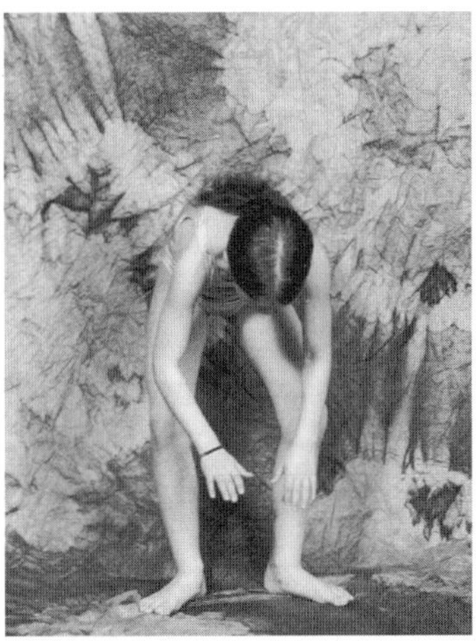

10. die Innenseiten der Beine,

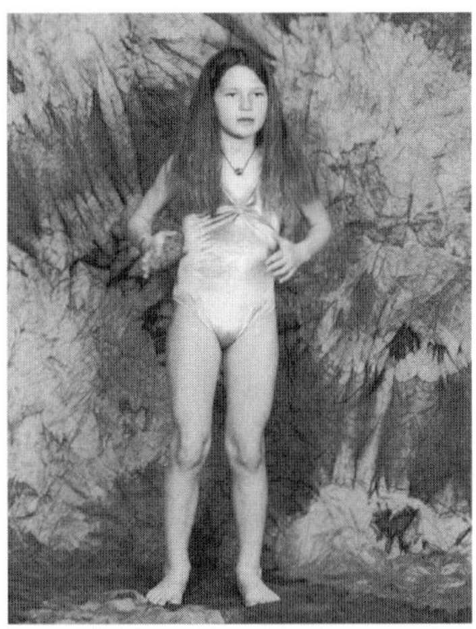

11. die Vorderseite des Körpers,

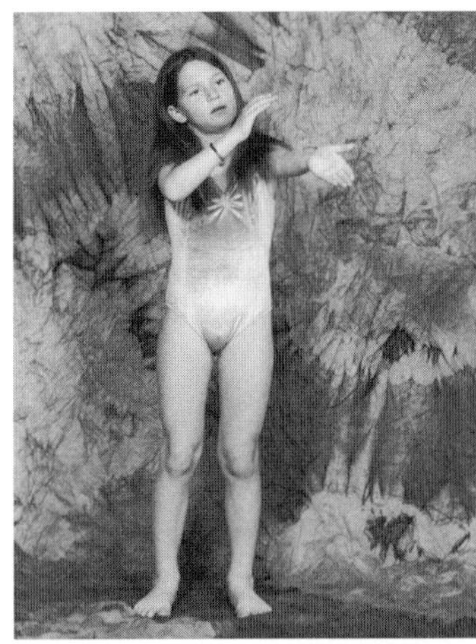

12. die Innenseiten der Arme und die Handflächen hoch.

3.5. Wir waschen und trocknen uns

Wir beugen uns vor, fassen mit beiden Händen den Kübel, der vor uns steht und heben ihn hoch. Er ist schwer, aber wir schaffen es. Oben kippen wir ihn um, und das ganze Wasser fließt an uns hinunter. An den Armen, an den Füßen und am ganzen Körper, vorne und hinten, frisches Quellwasser. Die Hände helfen, Müdigkeit und Schmutz abzuwaschen und bewegen sich langsam, ungefähr eine bis zwei Handbreiten vor dem Körper, von einer Seite zur anderen, Stockwerk um Stockwerk, von oben nach unten bis zu den Füßen. Die Handflächen schauen dabei zum Körper hin. Die Wirbelsäule ist entspannt und folgt den wellenförmigen Handbewegungen wie eine Schlange. Wir sehen, wie das schmutzige Wasser in die Erde abfließt.

Nochmals fassen wir den Kübel, heben ihn hoch und schütten den ganzen Inhalt über uns aus. Das frische Wasser fließt an uns herab und durch uns durch und nimmt alles mit - Schmutz, schlechte Laune, Müdigkeit. Die Hände helfen, alles abzuwaschen und bewegen sich langsam wellenartig hinunter, Stockwerk um Stockwerk bis zu den Füßen, und die lockere Wirbelsäule windet sich wie eine Schlange.

Es ist eine hochwertige Reinigungsübung aus dem ChanMi-Qigong, die auf der zweiten Basisübung aufbaut: der Schlangebewegung der Wirbelsäule in der Frontalebene.

Wir waschen uns

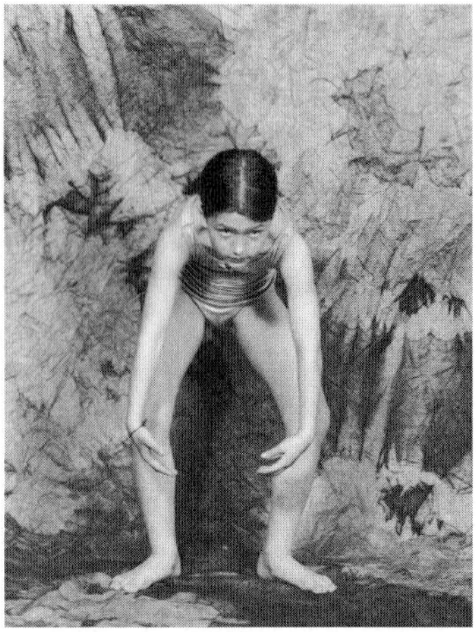

1. Wir nehmen den Kübel vor uns und

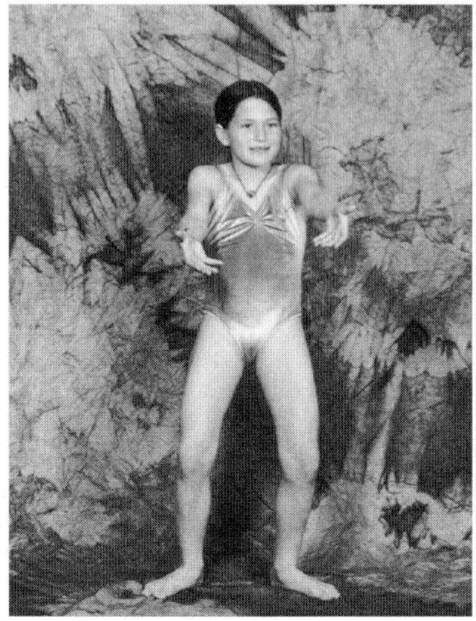

2. heben ihn hoch,

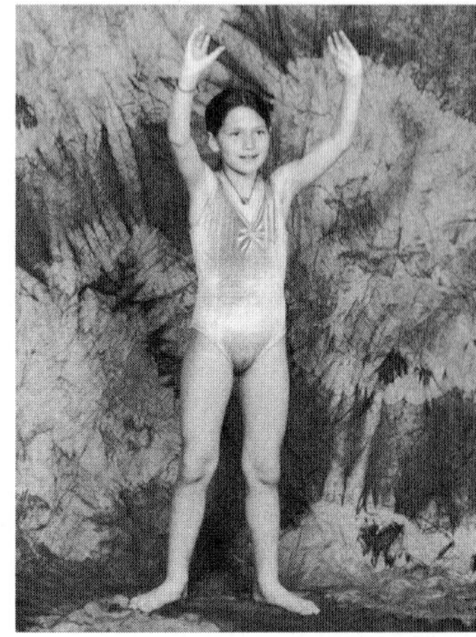

3. schütten den ganzen Inhalt über uns

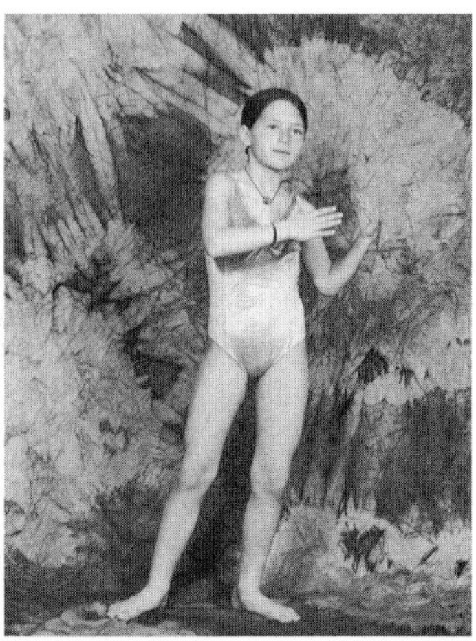

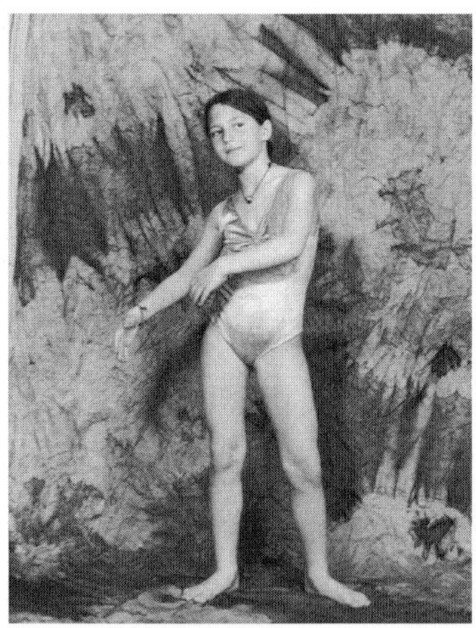

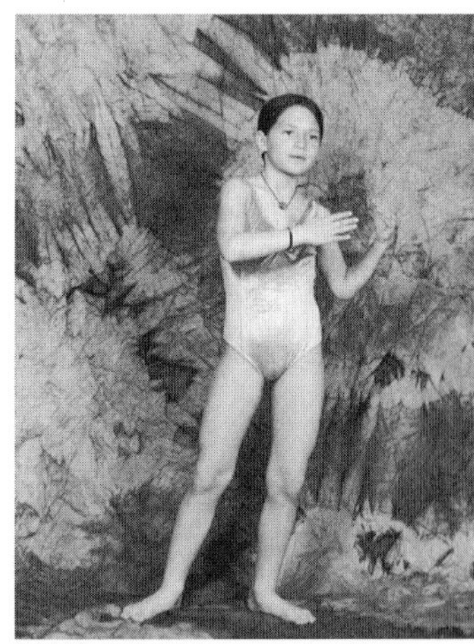

4. - 6. und waschen uns.

Jetzt nehmen wir ein Handtuch und trocknen uns mit denselben Bewegungen ab - nur beginnen wir jetzt unten und steigen nach oben: Wir trocknen den Rist, die Unterschenkel, die Oberschenkel, den Bauch, die Magengegend und die Brust, strecken uns mit dem Handtuch nach oben und trocknen den Rücken, das Gesäß, die Oberschenkel, die Waden und die Fersen.

Wir sind frisch.

Es handelt sich wieder um die zweite Basisübung.

Wir trocknen uns

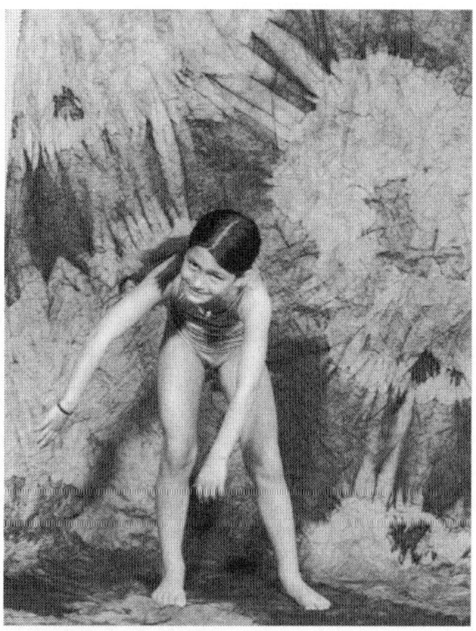

1. Wir beginnen unten und steigen nach oben,

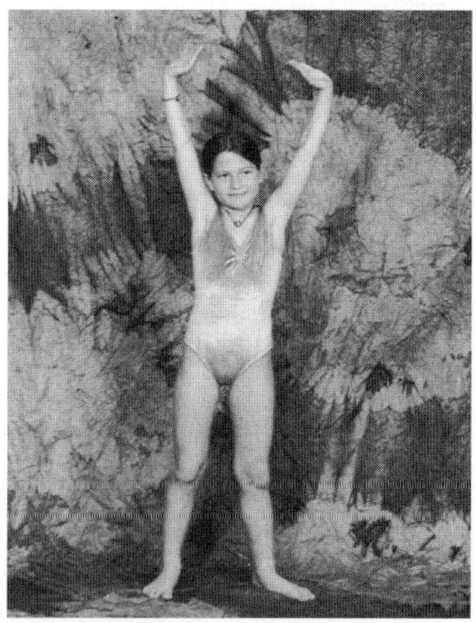

2. strecken uns

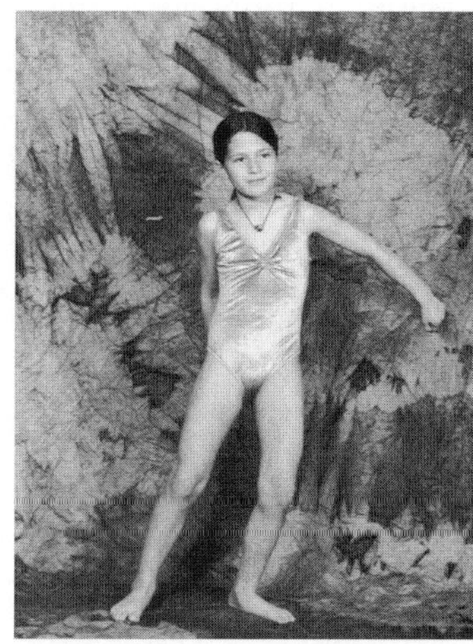

3. und setzen an der Hinterseite von oben nach unten fort.

3.6. Wir rudern über den See

Vor uns liegt ein See. Wir sehen ein Boot, steigen ein und legen uns in die Riemen.

Wir spüren den Widerstand des Wasser und stemmen uns dagegen. Der ganze Körper arbeitet mit. Unsere Wirbelsäule wellt sich wie das Wasser unter uns. Sie ist biegsam und nachgiebig. Wir rudern weiter, genießen die Sonnenwärme und lassen uns vom lauen Wind streicheln. Wir lächeln dem Tag entgegen.

Dies ist das Bild der ersten Basisübung des ChanMi-Qigong: die Wellenbewegung der Wirbelsäule in der Sagittalebene, in der Art einer Raupe.

Wir rudern über den See

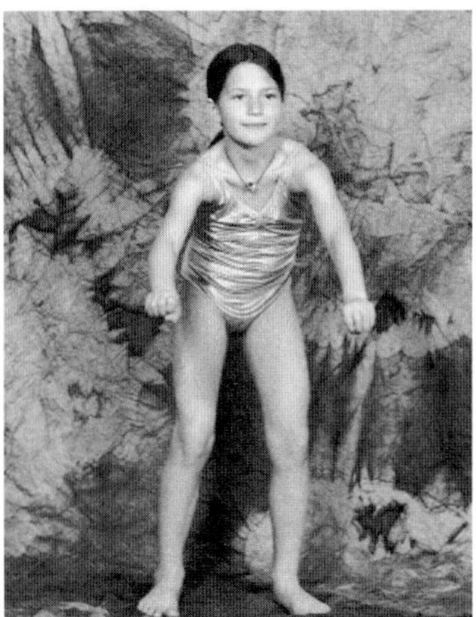

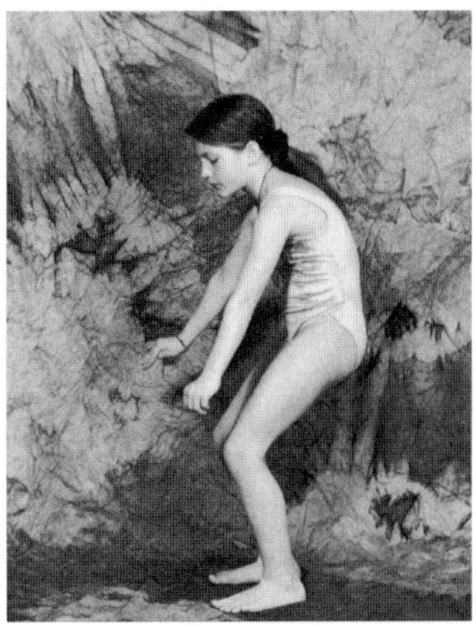

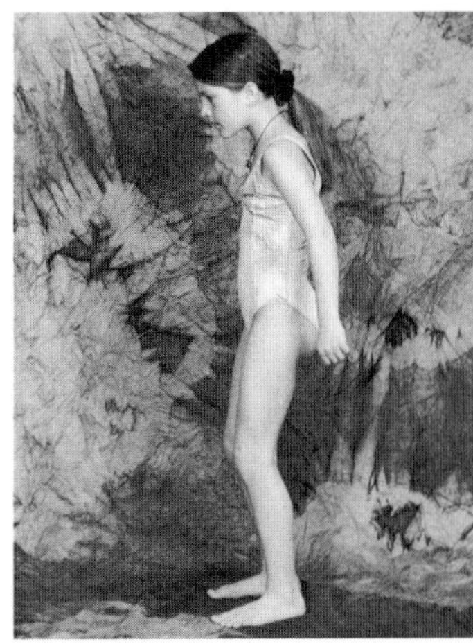

1.-3. Wir rudern.

Wir rudern über den See

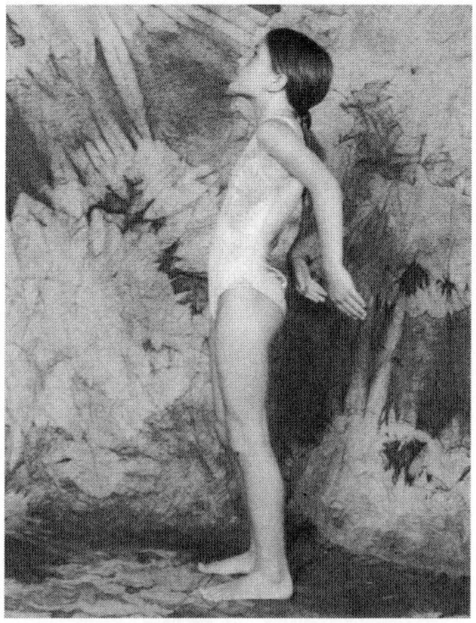

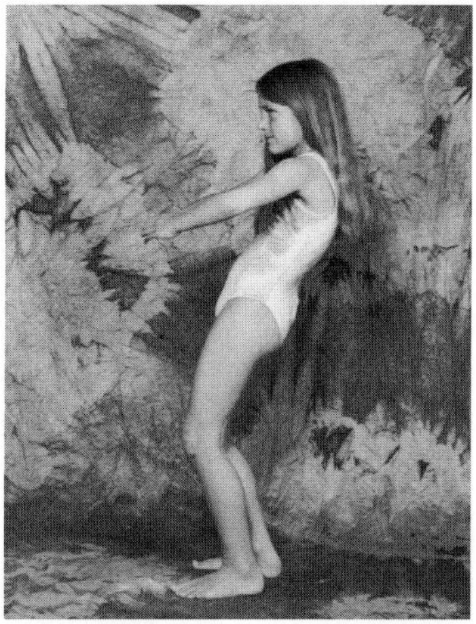

4.-5. Wir rudern.

3.7. Die Weiden

Wir nähern uns dem anderen Ufer. Dort stehen große Weiden. Ihre Wurzeln sind mächtig und reichen bis zur Mitte der Erde. Wir sind jetzt Weiden, wiegen uns von einem Fuß zum anderen und lassen Wurzeln wachsen. Unser innerer Blick, unser Gehör, alle unsere Sinne sind jetzt in den Wurzeln anwesend, die ihren Weg in die Tiefe der Erde suchen. Sie stoßen auf verschiedene Erdarten und Gesteine, sie dringen durch Sand und Lehm, durch Klippen und unterirdisches Gewässer – stilles wie wildes. Alle unsere Sinne nehmen die Erde in ihren Tiefen wahr - sehen, hören, schmecken, riechen und tasten ihr verborgenes Wesen.

Wir schicken alle unsere Sinne in die Erde hinein. Wir entsinnen uns: „Wo die Sinne sind, da ist die Energie". Je tiefer wir in die Erde dringen, je sinnlicher unsere Vorstellung ist, desto größer ist der energetische Gewinn.

Die langen Äste der Weiden bewegen sich im Wind hin und her. Wo sie sich hinbewegen, da folgt ihnen die Wirbelsäule nach. Sie ist genauso weich und biegsam.

Die Wirbelsäule ist das Zentrum aller Bewegung. Es handelt sich wieder um eine Variante der zweiten Basisübung des ChanMi-Qigong.

Wir sind große Weiden

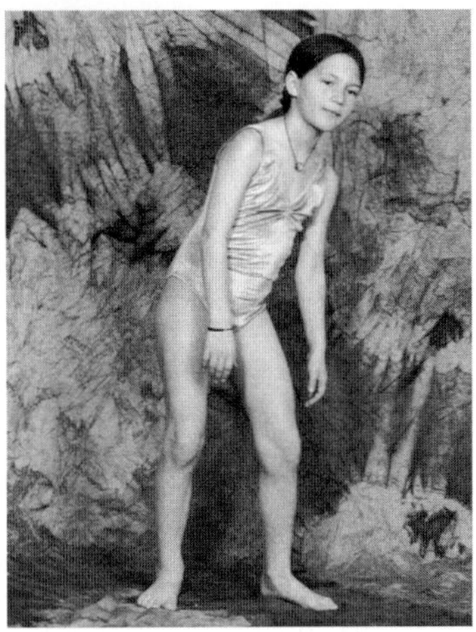

1. Wir bewegen uns schwankend von einem Fuß auf den anderen und lassen Wurzeln wachsen.

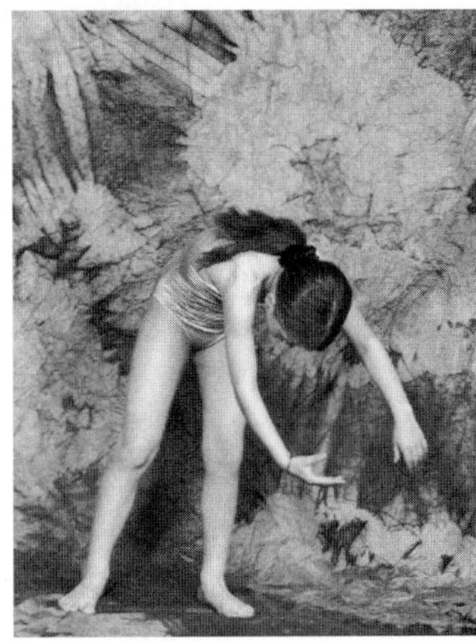

2. Die langen Äste bewegen sich im Wind hin und her.

3.8. Die Birken

Birken bewegen sich ganz anders im Wind. Ihr ganzer Stamm wird gedreht. Die weichen Äste folgen ihm nach. Sie erinnern an Elfen, die sich sehnsüchtig nach vergangenen Zeiten drehen. Bei jeder Drehung lächeln sie aus der Tiefe ihrer unergründlichen Seele.

Es ist die dritte Basisübung des ChanMi-Qigong. Hier handelt es sich um eine Drehbewegung, oder noch präziser ausgedrückt, um eine Schraubbewegung. Der Kopf wird dem Körper nachgezogen. Während sich der Birkenstamm bereits in die andere Richtung dreht, verharrt der Blick noch einen kurzen Augenblick und kostet alles Vergangene aus, bevor er sich dem Neuen zuwendet. Die Äste werden nachgezogen. Dadurch ist es nicht eine einfache Drehbewegung, sondern eine Schraubbewegung, wo sich der untere Teil der Schraube schon im Gegensinn zum oberen Teil bewegt. Es ist eine „Verdrehung", ein „Auswringen", wie das nasser Wäsche, nur daß sich die Drehrichtung immer wieder ändert. Kinder müssen diese Besonderheit, die meist erst Erwachsene begreifen, nicht können. Sie machen eine einfache Drehbewegung, bei der sich Körper, Kopf und Hände synchron bewegen. Auf die Gegenbewegung wird verzichtet.

Die Birken

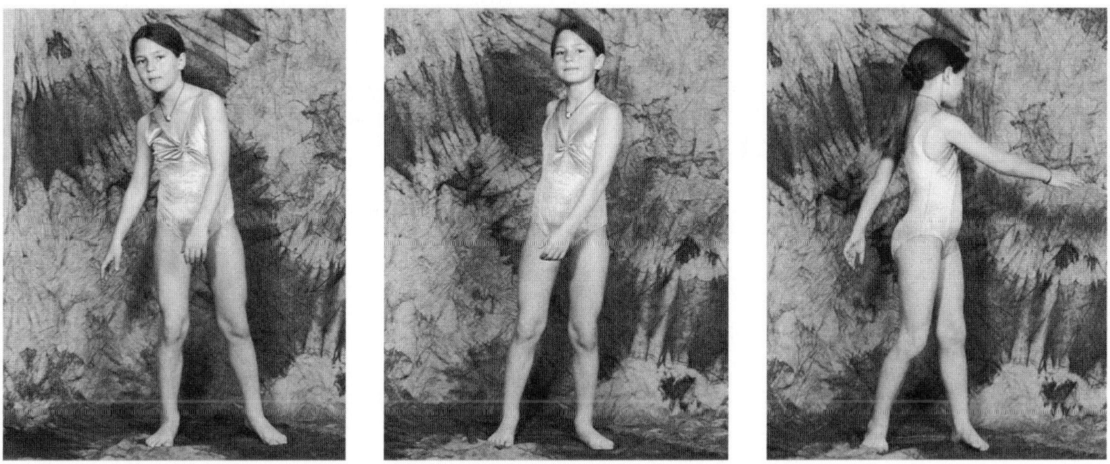

1.-3. Sie drehen ihren Stamm, und die weichen Äste folgen ihm nach.

3.9. Der Storch

Vor den Weiden steht auf einem Bein im Sumpf der Storch. Seine Flügel sind ausgebreitet, der *rechte* Fuß ist angehoben und stützt sich auf die Innenseite des linken Fußes. Er ist auf der Suche nach Fröschen und Kaulquappen.

Dann streckt er den rechten Fuß nach vorne, zur Seite, nach hinten und wieder nach vorne. Zum Schluß stützt er ihn wieder auf den linken Fuß wie zuvor. Jetzt stellt er ihn hin und hebt den *linken* Fuß hoch. Auch er stützt sich erst auf die Innenseite des anderen Fußes. Der Storch braucht Zeit zum Schauen. Jetzt streckt er den linken Fuß nach vorne, zur Seite, nach hinten, wieder nach vorne. Dann lehnt er ihn an, wie am Anfang. Schließlich läßt er ihn zu Boden sinken. Noch einmal hebt er den *rechten* Fuß, lehnt ihn an, streckt ihn nach vorne, zur Seite, nach hinten und wieder nach vorne, um ihn wieder am linken Fuß anzulehnen. Er stellt ihn hin und hebt den *linken* Fuß hoch.

Er streckt ihn nach vorne, zur Seite, nach hinten, wieder nach vorne, lehnt ihn an und läßt ihn zu Boden sinken.

Diese Übung schult das Gleichgewicht. Das körperliche Gleichgewicht ist meist eng mit dem seelischen Gleichgewicht verbunden.

Der Storch

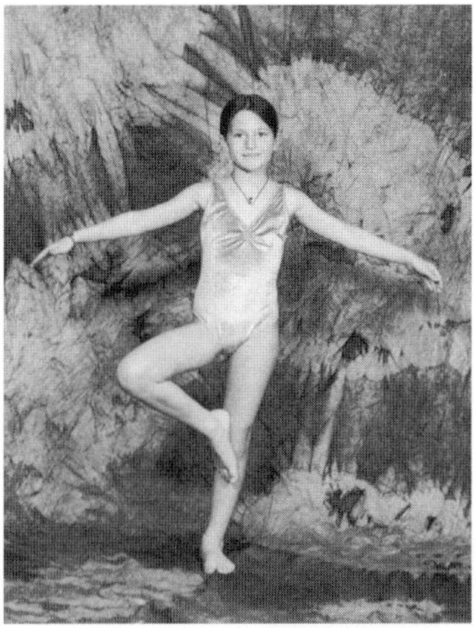

1. Der Storch steht auf dem linken Bein, das rechte ist angehoben und lehnt sich an das linke.

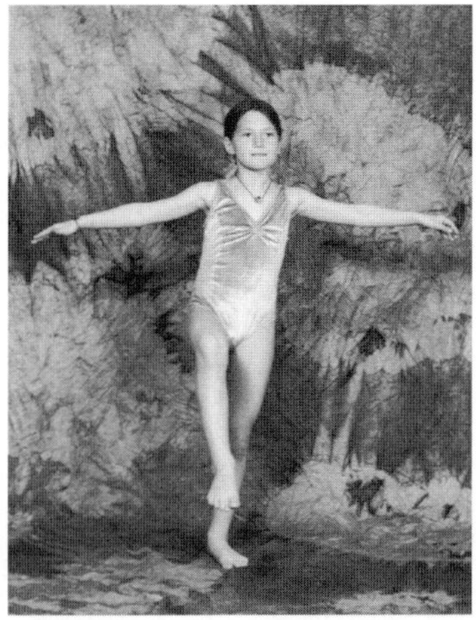

2. Dann streckt er es nach vorne,

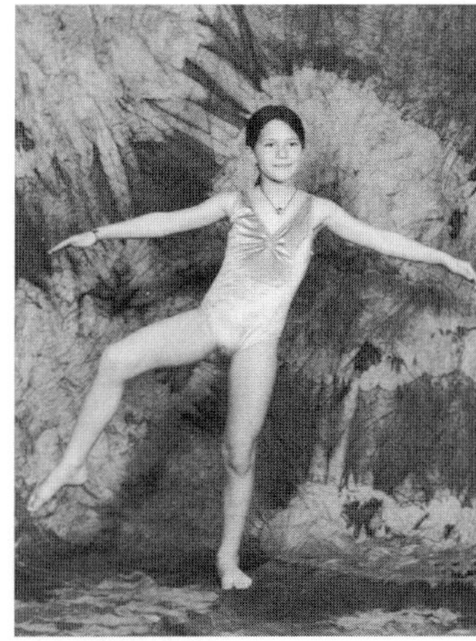

3. zur Seite,

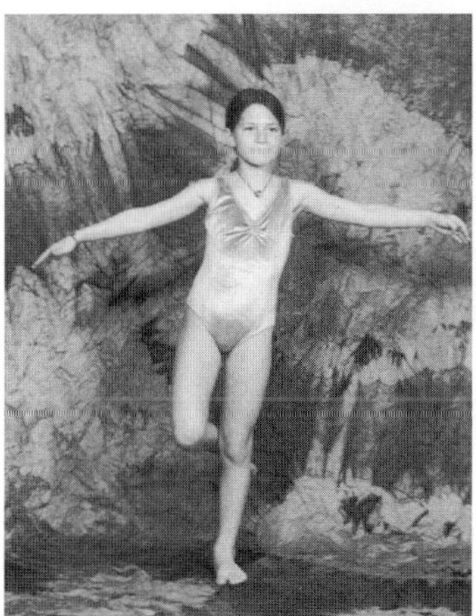

4. nach hinten,

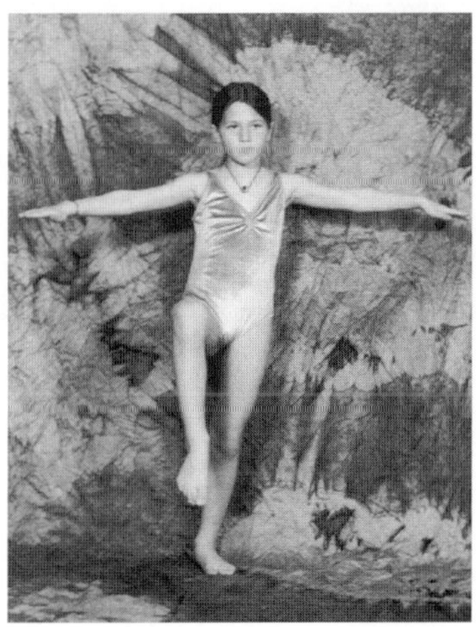

5. wieder nach vorne

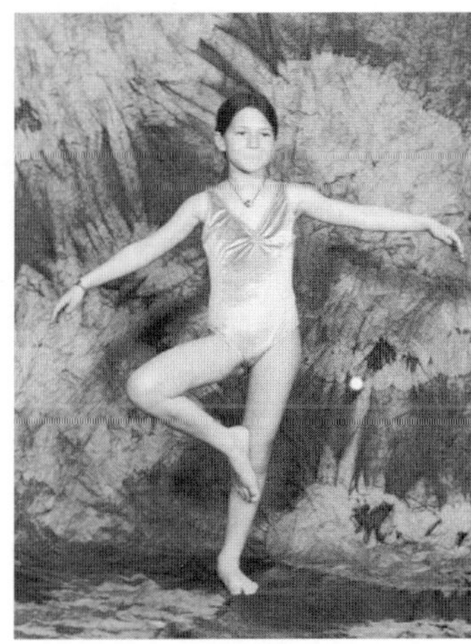

6. und lehnt es wieder an.

3.10. Der Storch spaziert im Sumpf

Nach einer Weile geht der Storch spazieren. Er wendet sich nach rechts und schreitet behäbig durch den Sumpf. Gleichzeitig mit dem sinkenden Fuß hebt er die Flügel. Flügel senken, Fuß heben; Fuß senken, Flügel heben; Fuß heben, Flügel senken, und so geht es weiter. Es ist nicht leicht, ein Storch zu sein.

Diese Übung schult v.a. die Koordination. Wir verwenden sie auch im therapeutischen Qigong sehr gerne, v.a. bei der Arbeit mit Legasthenikern.

Der Storch spaziert im Sumpf

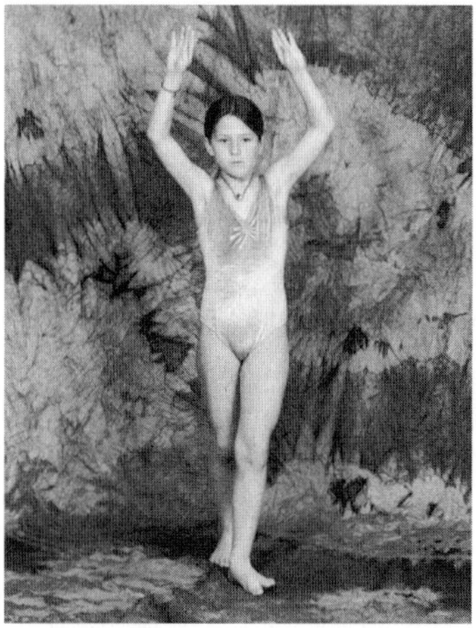

1. Fuß senken, Flügel heben

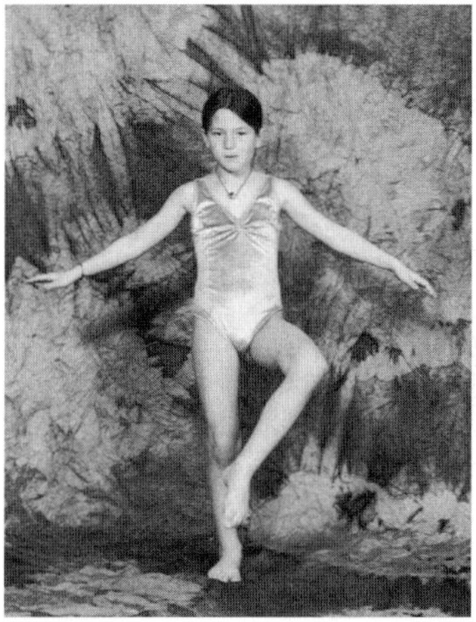

2. Fuß heben, Flügel senken

3.11. Der Bär schaut sich um

Wir steigen aus dem Boot und gehen in den Wald. Ein Ungeheuer schaut uns an. Es ist ein großer Bär. Wir haben ihn aus dem Schlaf geweckt. Er steht breitbeinig, die Fußspitzen schauen leicht zueinander, die Knie sind stark gebeugt, sein Oberkörper ist aufrecht. Seine Pranken sind neben den Ohren, die Handflächen schauen nach vorne. Er ist schwer und wirkt, als wäre er mit der Erde verwachsen. Er dreht den ganzen Oberkörper aus der Hüfte heraus. Zusammen mit dem *Aus*atmen dreht er sich nach *links,* zusammen mit dem *Ein*atmen zur Mitte. *Aus*atmend nach *rechts, ein*atmend zur Mitte. *Aus* - nach *links, ein* - zur Mitte; *aus* – nach *rechts, ein* – zur Mitte.

Es handelt sich um die erste Bewegung der zweiten Figur aus der „Bewegung der fünf Tiere".

Der Bär schaut sich um

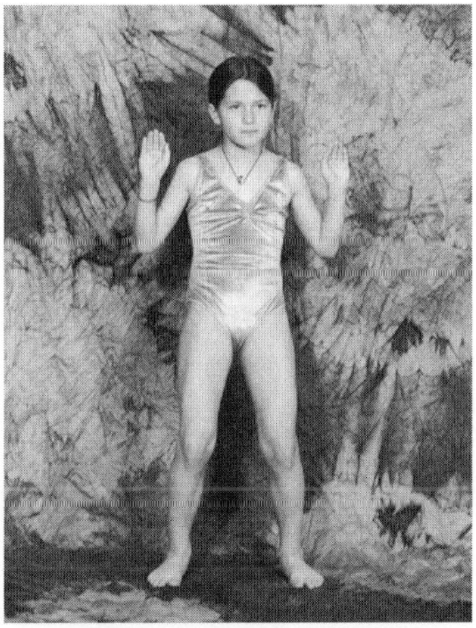

1. Ausgangsposition: die Fußspitzen schauen leicht zueinander, die Knie sind tief gebeugt, die Pranken befinden sich neben den Ohren.

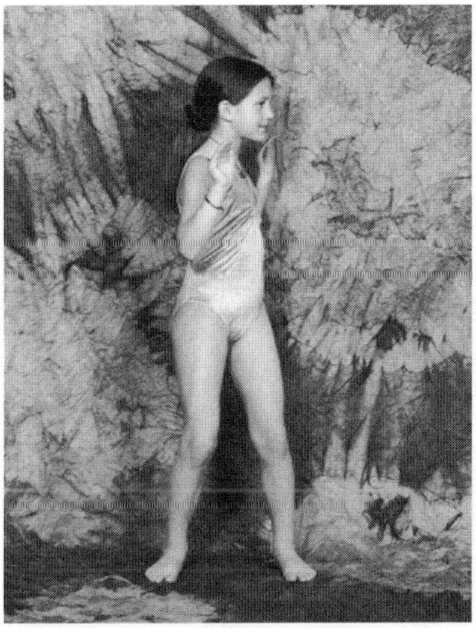

2. Zusammen mit dem Ausatmen dreht er sich nach links.

3.12. Der Bär schaut über eine Mauer

Er legt seine Pranken auf eine Mauer, die ihm bis zur Brust reicht und lehnt sich an. Die Mauer ist breit, und er kann nicht viel sehen. Er ist aber neugierig. So lehnt er sich an und schaut wie eine Nachbarin über die Mauer. Er streckt den ganzen Oberkörper und den Hals und schaut: nach vorne, nach rechts und nach links.

Da erschrickt er, geht in die Hocke und versteckt sich hinter der Mauer, ohne die Pranken herunterzunehmen. Er ist mit allen Wassern gewaschen, und darum taucht er jetzt auf der *rechten* Seite auf und schaut nach rechts, nach links, wieder nach rechts – erschrickt, verschwindet hinter der Mauer und taucht auf der *linken* Seite auf. Er schaut nach links, nach rechts und nochmals nach links, erschrickt und taucht unter. Auf der *rechten* Seite taucht er wieder auf.

Diese Übung stammt aus dem ChanMi-Qigong. Die gesammelte Aufmerksamkeit ist in den Augen und in der Wirbelsäule, v.a. im oberen Brustwirbel- und im Halswirbelbereich.

Der Bär schaut über eine Mauer

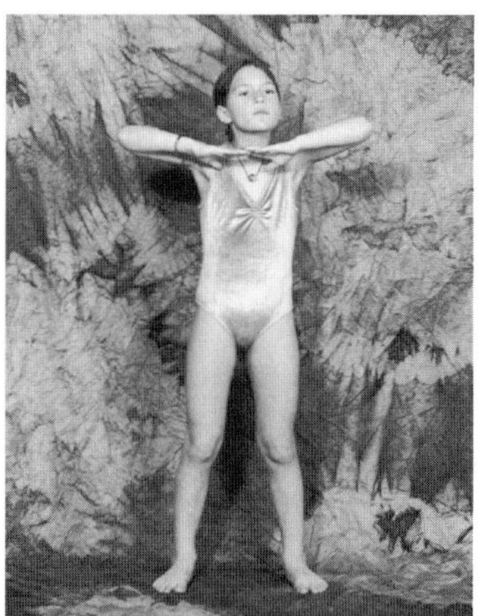

1. Er legt seine Pranken auf eine Mauer und schaut nach vorne,

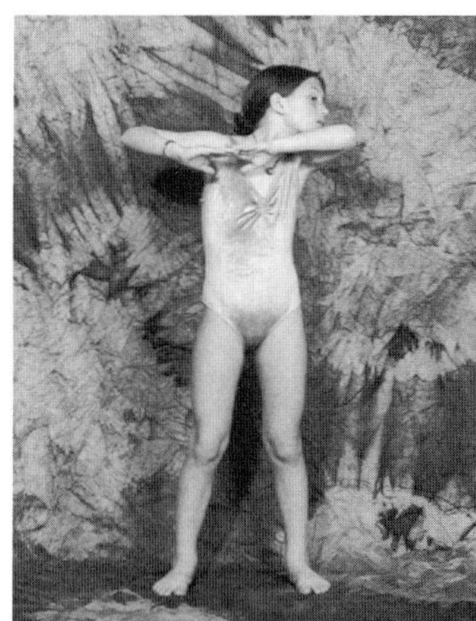

2. nach links

Der Bär schaut über eine Mauer

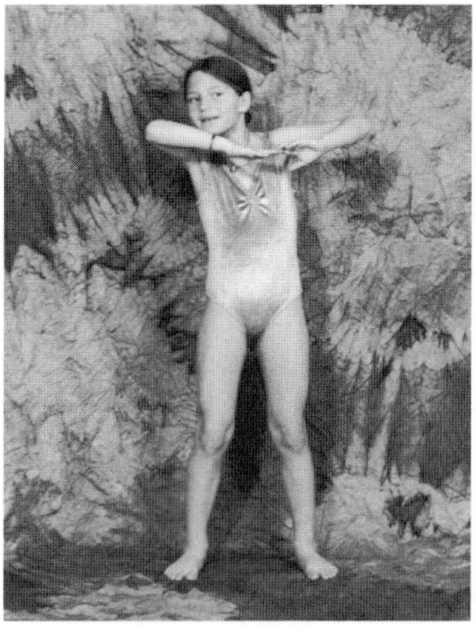

3. und nach rechts.

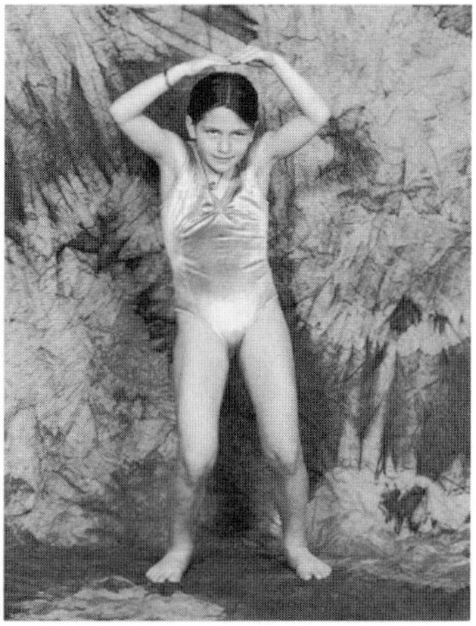

4. Dann erschrickt er und taucht unter.

3.13. Der Bär wiegt sich

Er ärgert sich über seine Angst und druckt dafür die Mauer mit wiegenden Bewegungen in den Boden hinein. Das gefällt ihm, und er wiegt sich zufrieden von einem Fuß auf den anderen, wobei seine Pranken immer noch Mauerreste finden, die sich in die Erde hineindrücken lassen.

Mit den fühligen Fingerspitzen der lockeren Hände zieht er die Yin-Energie aus dem Boden heraus, die Handgelenke sind dabei zur Handfläche hin gebeugt. Wenn der Bär die Yang-Energie in den Boden drückt, sind die Handgelenke zum Handrücken hin gebeugt. Die geschmeidige Wirbelsäule folgt diesen Bewegungen leicht nach.

Der Bär wiegt sich

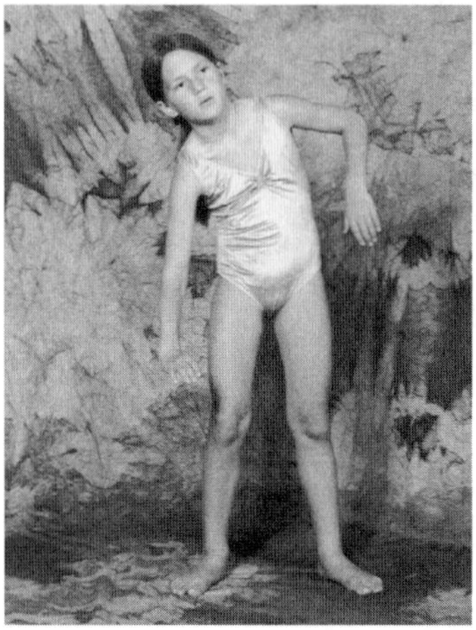

1. Mit den fühligen Fingerspitzen zieht er die Yin-Energie aus der Erde heraus.

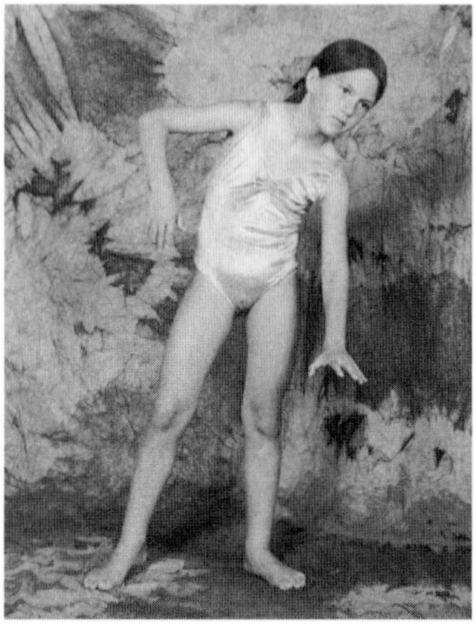

2. Mit den Handflächen drückt er die Yang-Energie in die Erde hinein.

3.14. Der Bär geht

Er dreht sich nach rechts und macht sich auf den Weg zu seiner Höhle.

Unser Bär geht einen *Paßgang,* d.h., daß er gleichzeitig mit dem linken Bein auch den linken Arm bewegt. Er geht mit dem ganzen Körper. Seine Bewegungen sind langsam und bedächtig, sein Gang ist rund und breit. Sein Schwerpunkt sitzt tief, die Knie sind gebeugt, der Oberkörper ist nahezu aufrecht. Die Beine erheben sich aus der lockeren Hüfte heraus. Die Knie sind angewinkelt. Obwohl er schwer ist, besitzt er eine erstaunliche Leichtigkeit und setzt seinen Fuß lautlos auf den Boden. Er verlagert sein Gewicht ganz auf das eine und dann ganz auf das andere Bein. Er ist mit seinen Sinnen immer im Zentrum der Bewegung.

Auch die Armbewegungen sind rund. Die Arme erheben sich aus der Schulter heraus, die Ellbogen sind angewinkelt, ähnlich wie beim Kraulen.

Es ist gar nicht so leicht, das Gleichgewicht zu halten. Der Bär kennt ein paar Kniffe, wie er es schafft: Erstens beugt er sich kaum nach vorne, zweitens stützt er sich mit der Pranke, die gerade unten ist, auf eine unsichtbare Säule. Seine lockeren Finger ziehen diese Säule aus der Erde heraus, wenn der Arm aufsteigt.

Merkt Ihr, daß Euer Gleichgewicht gleich besser wird?

Zunächst geht der Bär nach vorne. Später versucht er es auf der gleichen Weise auch nach hinten. Die Gehübung nach hinten hat ihre Wurzel im ChanMi-Qigong. Jeder Fuß folgt seiner eigenen Spur, was sich ebenso positiv auf das Gleichgewicht des Bären auswirkt. Er dreht dabei sein Knie leicht nach außen. Die Hände lassen einen Energiekreis entstehen: die steigende Hand zieht, wie schon beim „Sich wiegen" die Yin-Energie mit den fühligen Fingerspitzen aus der Erde heraus. Die hinten hinuntersinkende Hand stützt sich mit der Handfläche auf die Yang-Säule, drückt sie in die Erde hinein und zieht vorne wieder mit den lockeren Fingerspitzen die Yin-Energie aus der Erde heraus. Die hinuntersinkende Hand sinkt nahe am Körper mit der zur Erde schauenden Handfläche – der Daumen berührt dabei fast den Oberschenkel. Achten Sie darauf, daß sich die Hand nicht zu weit vom Körper entfernt und daß sie mit der Handfläche nicht nach hinten oder zur Seite weist, weil Sie dadurch sowohl das Gleichgewicht verlieren, wie – und das ist noch wichtiger – Energie verschwenden. Die beste Kontrolle ist das Gefühl, sich auf eine Säule zu stützen.

Der Bär geht

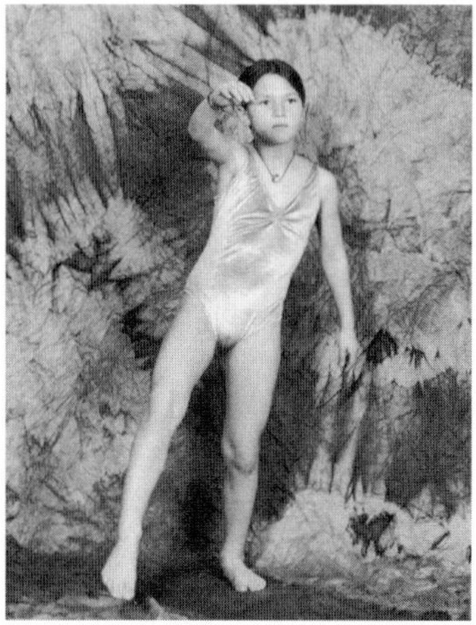

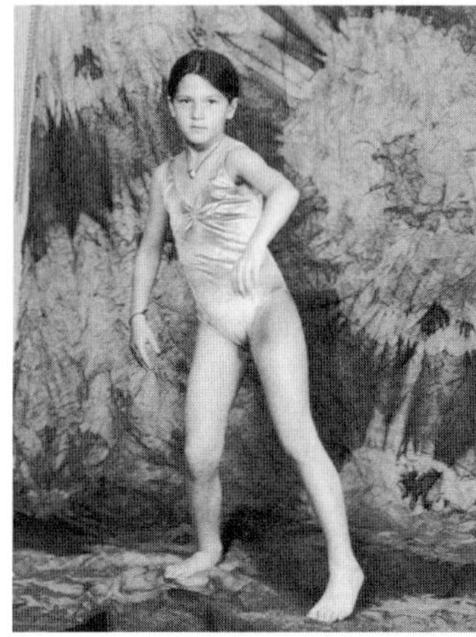

1.-2. Er geht nach vorne

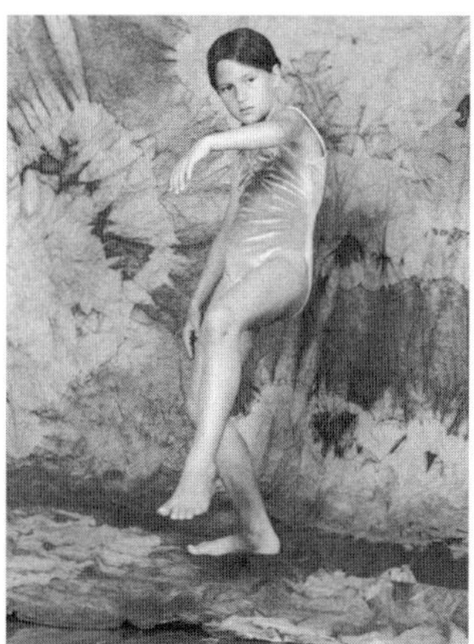

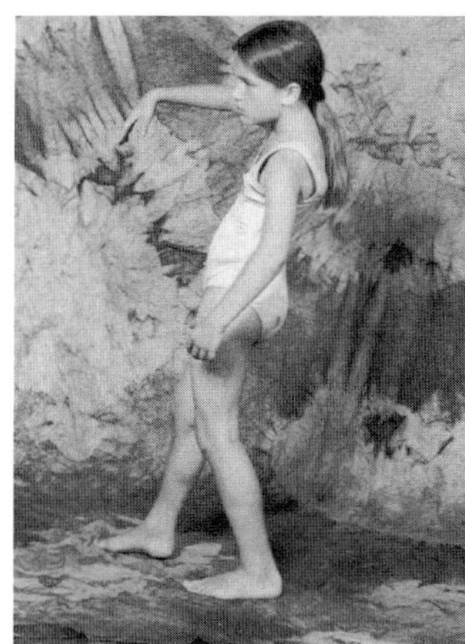

3.- 4. und auch nach hinten.

Der Bär nähert sich seiner Höhle. Wir machen halt und wenden uns nach links.

Es war höchste Zeit, daß der Bär in seiner Höhle verschwand!

Hört Ihr die Jäger?

3.15. Die Jäger

Mit dem linken Fuß machen wir einen Schritt zur Seite. Wir beugen die Knie, machen eine Grätsche und setzen uns in den „tiefen Reitersitz“. Der Oberkörper ist dabei aufrecht.

Wir sind jetzt die Jäger!

Wir wippen leicht in den Knien und reiten dahin. Die Ellbogen sind gebeugt und unsere Hände sind vor der Brust zu lockeren Fäusten geballt. Die Daumen liegen dabei auf den Zeigefingern.

Wo ist der Bär? Wir sehen nur die Reste der Mauer, galoppieren weiter und suchen.

Die Höhle ist tief in der Erde, der Eingang hinter Blätterhaufen versteckt. Es ist sinnlos zu suchen!

Gäbe es ein anderes Tier, auf das die Jäger schießen könnten, dann wären sie nicht umsonst ausgeritten!

In diesem Augenblick fliegt ein Haufen Perlhühner auf, und die Jäger schießen darauf los.

3.16. Wir spannen den Bogen

Zuerst nach *links*. Den *rechten* Ellbogen heben wir in Schulterhöhe. Die Faust befindet sich vor der Achsel. Den *linken* Arm strecken wir waagrecht nach links und schauen ihm nach. Den Klein- und Ringfinger lassen wir in der Handfläche gebeugt, die anderen drei Finger aber strecken wir aus. Jetzt spannen wir den Bogen. Die Spannung zwischen dem Ellbogen und den Fingern, die die Sehne ziehen, muß groß sein, damit der Pfeil weit genug fliegt. Wir schauen weit über die linke Hand hinaus, zielen und schießen. Dann kehren die Arme vor die Brust zurück und bilden Fäuste.

Gleich schießen wir *nach rechts:* den *linken* Ellbogen in Schulterhöhe heben, den *rechten* Arm strecken. Eine Schwurhand bilden, den Bogen spannen, zielen und schießen. Wir holen die Hände vor die Brust zurück und bilden Fäuste.

Wir schießen wieder nach *links:* den *rechten* Ellbogen heben, den *linken* Arm strecken, spannen, zielen und schießen. Zurück vor die Brust.

Nach rechts: den Bogen spannen, zielen - schießen! Zurück vor die Brust.

Nach links: den Bogen spannen, zielen - und schießen! Zurück vor die Brust.

Nach rechts: und zum letzten Mal den Bogen spannen, zielen - und schießen. Zurück vor die Brust.

Die Jäger sind zufrieden.

Während der ganzen Übung wippen wir im tiefen Reitersitz. Der Wechsel zwischen der Anspannung im Augenblick des Zielen und der Lockerung nach dem Schießen sorgt für einen ständigen Austausch zwischen Yin und Yang. Sie ist ein fester Bestandteil der „Acht Brokatübungen im Stehen". Mit dieser Übung arbeiten wir gerne bei Konzentrationsschwierigkeiten.

Wir spannen den Bogen

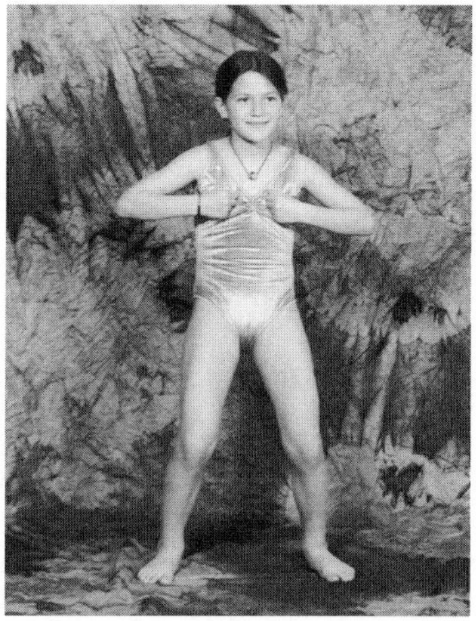

1. Ausgangsstellung der Übung „Wir spannen den Bogen": tiefer Reitersitz, die Hände sind vor der Brust zu lockeren Fäusten geballt, die Daumen liegen dabei auf den Zeigefingern.

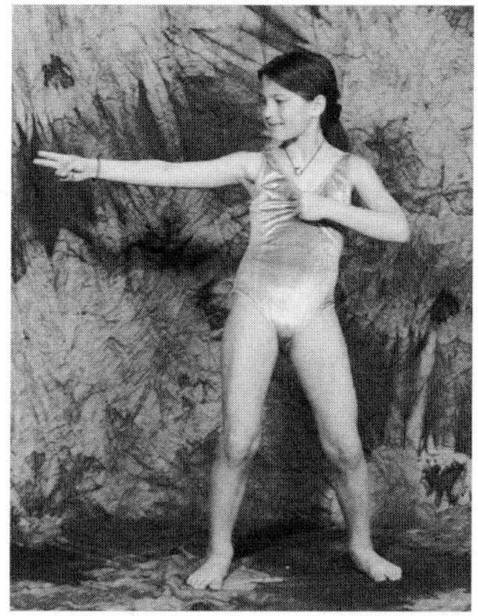

2. Wir schießen nach rechts.

Wir kehren zum See zurück.

3.17. Die Kraniche

Im Sumpf spiegeln sich Kraniche. Sie genießen die Nachmittagssonne. Ihre Flügel scheinen eine Schale vor dem Bauch zu bilden.

Jetzt breiten sie ihre Schwingen aus: Die fast gestreckten Arme steigen seitlich bis über den Kopf, so daß sich die Flügelrücken beinahe berühren. Wir stellen uns gleichzeitig auf die Zehen. Die Kraniche erheben sich und fliegen. Langsam sinken die Flügel bis zum Bauch, wo sie für einen Augenblick eine schöne Schale bilden. Wir sinken auf die Sohlen zurück.

Dann öffnen sich wieder die mächtigen Schwingen und steigen bis über den Kopf. Wir stellen uns auf die Zehen. Die Flügel sinken und bilden eine Schale vor dem Bauch.

Wir steigen. Der Flug ist weich und erhaben. Wir atmen die weite Luft und lassen uns von ihr tragen. Wir fliegen höher und höher und blicken von oben auf den See. Das große Wasser, in dem wir standen und das zuvor unsere Welt war, ist jetzt ein kleiner, glänzender Spiegel. Die Gestalten, die uns zuvor erschreckten, sind kleine Punkte in der unendlichen Landschaft.

Die Übung stammt aus den „Zehn Meditationen auf dem Berge Wudang". Die Bewegungen sind ruhig und weich.

Das Gesicht ist entspannt und strahlt. Das „dritte Auge" lächelt. Auch unsere Augen lächeln. Die „schöne Schale" am Anfang signalisiert die Sammlung in der Mitte. Wir stehen ruhig im Sumpf. Wir sind eins mit uns und eins mit unserer Umgebung. Wie die Wasseroberfläche den schlanken Körper wiedergibt, so gibt unsere verhaltene Stille den weiten Tag wieder. Das Wasser und wir widerspiegeln einander und bringen einander zum Vorschein.

Dann beginnen wir, uns zu bewegen. Langsam erheben wir uns. Unsere weichen Flügel fühlen die Luft. Wir steigen und fliegen, leicht und anmutig. Jeder kann fliegen, wenn er Aufwind unter den Flügeln fühlt, den Atem des Alls in sich spürt und ihm zulächelt. Wer das Vertrauen hat und sich in Höhen tragen läßt, der wird mit einem neuen Blick sich selbst betrachten können. Er sieht dann „seine Welt" als einen kleinen Teil eines unendlichen Geschehens.

Wie klein sind aus diesem Blickpunkt Ängste, die uns aufgeschreckt haben, Probleme, die uns unlösbar schienen! Wir alle verfallen ihnen immer wieder und „sehen vor lauter Bäumen den Wald nicht mehr". Um so wichtiger ist es, unsere Sinne mit Flügeln zu versehen, damit wir uns im freien Flug neu erfahren. Diese „Sicht auf sich selbst" unterscheidet sich vom geläufigen „Reflektieren" v.a. dadurch, daß sie nicht objektiviert. Ich bin eins mit mir da unten, mit meiner Welt und der Luft, die mich trägt. Der kosmische Atem trägt, nährt und verbindet alles. Ich spüre die Einheit, und sie tut gut. Tiefe Dankbarkeit fließt durch die Glieder. Ich liebe die Luft, die mich trägt, ich liebe meine Welt, ich liebe mich - mit meinen Schwierigkeiten. Ich liebe mein Dasein. Ich liebe. Dieses Grundgefühl hat nichts mit dem so geläufigen kühlen „sich vom Abstand zu betrachten" gemeinsam.

Die Übung endet mit der anfänglichen „schönen Schale", die alles in der Mitte sammelt.

Die Kraniche

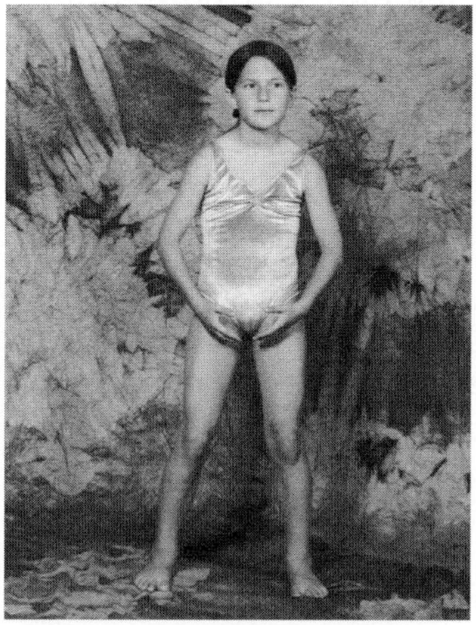

1. Die Flügel bilden eine schöne Schale vor dem Bauch.

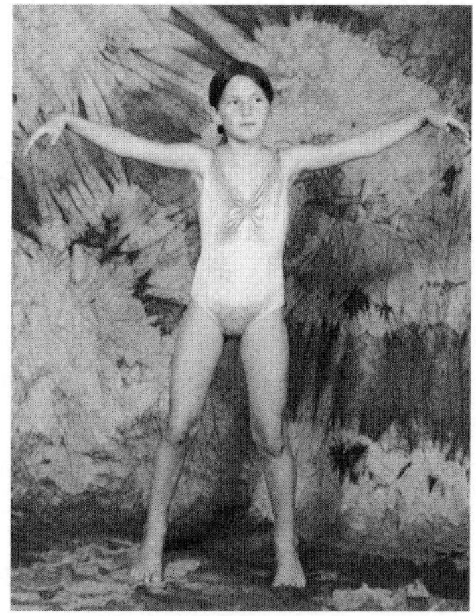

2. Sie breiten sich aus.

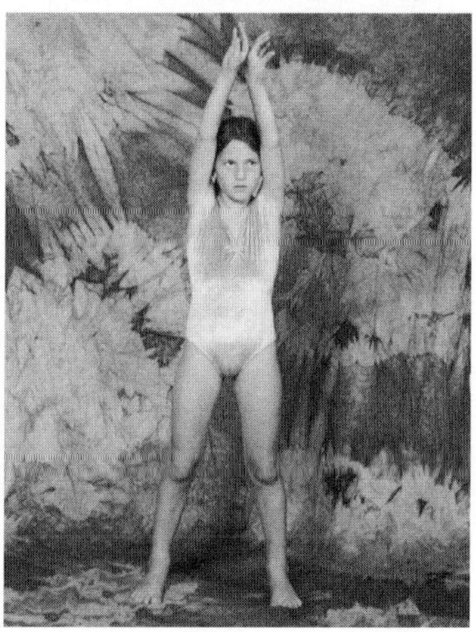

3. Auf den Zehenspitzen: Die Flügelrücken berühren sich fast.

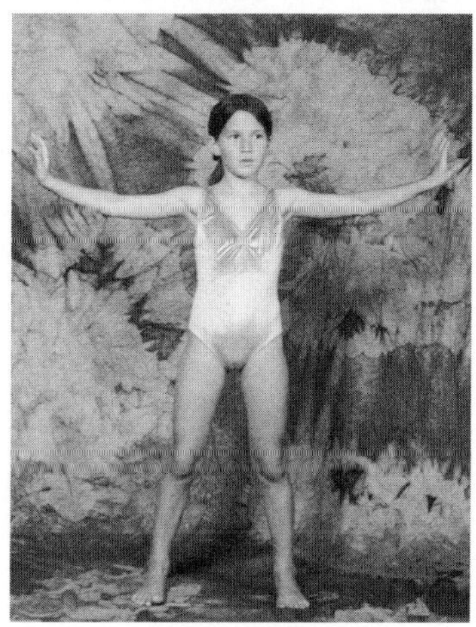

4. Die Flügel sinken zurück und bilden vor dem Unterbauch wieder die schöne Schale.

Der Tag ist alt. Es wird Abend. Wir kehren zurück.

Wir steigen ins Boot hinein und rudern über den See. Wir rudern ruhig und lassen den Tag vergehen. Die Wirbelsäule wellt sich, und das tut ihr gut! Sie freut sich über die Bewegung!

Die Sonne geht unter. Der Abendwind spielt mit dem Wasser. Es wird kühl. Es dunkelt.

Wir rudern auf dieselbe Weise wie am Anfang des Übungzyklus, s. S. 50-51, Abb. 1-5 - nur ruhiger und gelassener, als wären wir selbst gar nicht tätig! Wir lassen uns vielmehr bewegen und geben uns der Bewegung hin. Mit unserer gesammelten Aufmerksamkeit sind wir in unserer Wirbelsäule anwesend. Wo wir mit unserem geistigen Auge hinschauen, da wird es hell, als ob unser innerer Blick eine Laterne wäre.

3.18. Die Sammlung am Ende des Tages

Die Vögel fliegen nicht mehr. Sie sitzen auf den Ästen und schauen zum Mond: „Er mondet empor"! Sie sammeln in ihre Mitte die Wärme des Tags.

Wir legen die Hände am Bauch übereinander und sammeln die Fülle des Tages *mit kreisenden Bewegungen:* Mit vier *immer größer werdenden* Kreisen im Uhrzeigersinn entfernen wir uns von der Mitte und mit vier kleiner werdenden Kreisen kehren wir in die Mitte zurück.

Wir schließen dabei die Augen und wenden unseren Blick und die ganze Wahrnehmung nach innen und lassen sie eine Weile in unserer Mitte ruhen.

Die Sammlung am Ende des Tages

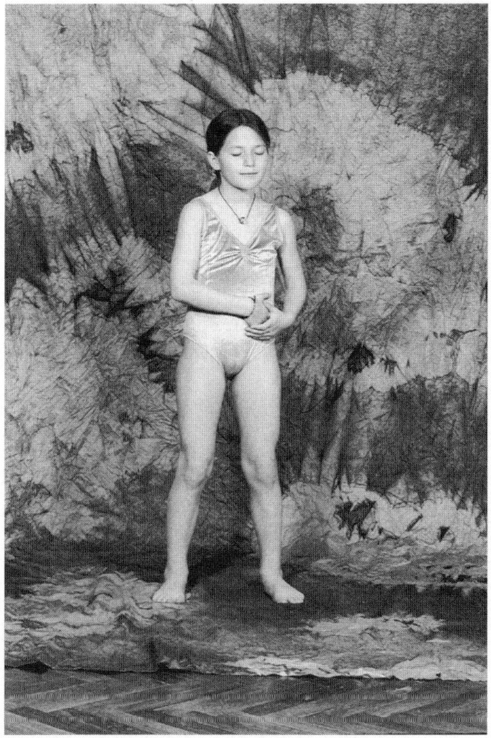

Wir schließen die Augen und sammeln die Fülle des Tages mit kreisenden Bewegungen.

Die Chinesen massieren immer ihre Nieren. Der Punkt *Mingmen*, der sich zwischen beiden Nieren befindet, heißt auch „Tor des Lebens". Er gehört im weiteren Sinn zum „Nierenlager". Die massierenden Hände geben ihm Wärme und Kraft.

Wir können dabei auch die Füße schütteln und uns anschließend strecken. So schaffen wir den Übergang zum alltäglichen Leben, das sich durch unsere Übungen allmählich zu ändern beginnt.

4. Der Sinn von Qigong-Übungen und von Übungszyklen

4.1. „Maulwurf" oder „Der Tag geht auf"?

Sicherlich fragen Sie sich, mit welchen Übungen Sie anfangen sollen. Ein Zyklus braucht Zeit. Kommt man mit kurzen Übungen nicht auch zum Ziel?

Sie können mit den Übungen anfangen, die Sie am meisten ansprechen. Wenn Sie noch nie Qigong geübt haben, ist es vielleicht am besten, mit einer der selbständigen Übungen anzufangen und sie immer wieder zu üben. Auf diese Weise erfahren Sie sehr bald etwas von der spezifischen Qigong-Wirkung. Nebenher können Sie dann den Zyklus allmählich lernen. Auch wenn die Übungsfolge als Ganzheit komponiert ist, schadet es nicht, anfangs einige Übungen herauszugreifen. Die selbständigen Übungen und der Zyklus sind für verschiedene Gelegenheiten geeignet. Die selbständigen Übungen eignen sich als kurze Sammlung und zum kurzen Auffrischen, sowohl für Sie, wie für die Kinder. Zwei dieser Übungen sind bewährte Druck- Klopf-, Reibe- und Massageübungen, die verschiedene Energiepunkte und -bahnen aktivieren. Die anderen sind Übungen, durch die sich der Übende zum Himmel, zur Sonne, zu den Sternen, zu den Weltenden und bis zur „Wurzel der Erde" ausdehnt und sich von diesen Orten Energie holt. Dies geschieht kraft der Sammlung und der inneren Bilder, der „Imagination". Wer mit allen Sinnen bei der Sonne anwesend ist, der bekommt auch ihre Energie.

Es sind verschiedene Streckübungen, die teilweise auch noch Drehungen oder Diagonalbewegungen beinhalten und die auch ohne „Einbildung" auf den Körper erfrischend wirken. Wenn wir so eine Übung beherrschen, spüren wir in kürzester Zeit ihre mächtige Wirkung.

4.1.1. Horst Hoffmanns Bericht über die Besserung schulischer Leistungen durch Qigong im Unterricht. Eigene Erfahrungen mit Qigong bei Lernschwächen.

Horst Hoffmann zeigte, daß elf Schülerinnen einer Klasse ihre Noten verbessern konnten, seitdem er regelmäßig Qigong-Übungen im Mathematikunterricht angewandt hatte. (*Zeitschrift Qigong Yangsheng,* Uelzen, 1996, S.63 ff.) Er bedauerte, daß keiner der Kollegen seinem Beispiel gefolgt ist. Dann wäre vielleicht die Wirkung auf den Notendurchschnitt und das Verhalten noch deutlicher gewesen.

4.1.2. Das Horten und Stehlen der Zeit durch die grauen Männer in Michael Endes Momo

Die Frage, ob wir nicht durch „hocheffektive" Übungen „Zeit sparen" können, rührt an eine Grundfrage unserer Zeit. Sie ist das Thema eines der hellhörigsten Kinderbücher der Gegenwartsliteratur, Michael Endes *Momo.* „Zeit sparen" und „horten" tun hier die „grauen Männer", eigentlich unmenschliche Wesen, Technokraten ohne jede Seele, die den Menschen die Zeit stehlen, indem sie ihnen vormachen, wie sie die Zeit nutzen und sparen können. Diese Menschen haben das Spielen verlernt und sind eigentlich todkrank.

Wer will eigentlich Zeit sparen? Nur wer den Augenblick nicht liebt, nur wer nicht liebt, was er tut; wer nicht in seiner Mitte ist, wer in Gedanken in der Vergangenheit weilt oder voraus in die Zukunft eilt. Wenn der Geist die Behausung verläßt und vor dem Augenblick flieht, dem einzigen Ort, wo sich Ewigkeit ereignen kann, beginnt auch die Zeit zu fliehen. Die einzige Rettung ist, den Wettlauf um die Zeit zu vergessen und in seine Mitte einzukehren. Dort werden wir Ruhe finden.

4.1.3. Die bemessene Zeit

Wir sind durch und durch zeitliche Wesen. Wir sind eingebettet in Rhythmen: in den Sekundentakt des Herzschlags, in den Schlaf-Wach-Rhythmus des Tages, in die Jahreszeiten, in die Lebensalter und schließlich in den großen Rhythmus der Generationen mit den überwältigenden Ereignissen von Geburt und Tod. Diese Zeiten sind uns gegeben. Sie sind uns bemessen, zugeteilt. Der Wortsinn des griechischen Wortes für „Schicksal", Moira, ist eben das Maß, das jedem eigens zugeteilt ist, auch wenn er es nicht kennt.

Vor diesen Rhythmen gibt es kein Entrinnen. Das wäre auch schrecklich. Es wäre Flucht vor seinem eigenen Wesen, vorausgesetzt, daß „Zeit" unser Wesen bestimmt. In einer Runeninschrift wird der Mensch *aldr* genannt, eine Zeitspanne steht also für „Mensch".

Diese Zeitspanne kann kaum verlängert werden. Daran wird auch die Medizin in absehbarer Zeit nichts ändern. Wenn das Durchschnittsalter im Laufe der letzten hundert Jahre verdoppelt wurde, dann v. a. durch eine Verringerung der Säuglingssterblichkeit. Wenn ein Mensch einmal dreißig Jahre erreicht hat, hatte er vor hundert Jahren fast die gleichen Chancen, alt zu werden, wie heute. Auch fragt man sich, was eine Verlängerung des Lebens für einen Gewinn bringt, wenn uns zu allem die Zeit fehlt.

Wenn die Zeitspanne auch nicht verlängert werden kann, dann kann doch die „Wertigkeit" der Zeit unendlich gesteigert werden. In der Meditation gibt es die Erfahrung der „stillstehenden Zeit", des *nunc stand.* Minuten können sich zu Tagen dehnen, intensive Tage zu Jahren. Das ist wahrer „Gewinn".

Anders ist das neuzeitliche Messen der Zeit, das die biologischen Rhythmen und erst recht die erfahrene Wertigkeit der Zeit völlig ignoriert.

Das Ansinnen der grauen Männer, Zeit sparen und horten zu können, setzt voraus, daß sie gemessen wird. Das Messen geschieht vor einem immer gleichen Maßstab. Dieser Maßstab schreibt der Zeit vor, daß sie „homogen", d.h. zu jedem Zeitpunkt gleichwertig zu sein hat. Diese gleichgültige Zeit hat uns heute im Griff, obschon wir genau wissen, daß sie nicht der Wahrheit entspricht.

4.1.4. Der Augenblick als Geschenk

Zeit wird meist als Ungeheuer erfahren, das - wie Kronos - seine eigenen Kinder verschlingt: „Die Uhr schlägt - für alle!“ Zu den Kindern der Zeit zählen aber nicht nur die Menschen, sondern alles, was sich zeigt, denn jede Erscheinung geschieht „in der Zeit“. Das zeigt sehr klar das janusgesichtige Wesen der Zeit, das in beide Richtungen schaut.

In der antiken Mythologie wurden die zwei Gesichter der Zeit mit verschiedenen Gottheiten besetzt. Die „reißende Zeit“ wurde in mancherlei Gestalt gesehen, so auch in Kronos, dem Vater des Zeus. Schon Aristoteles sah keinen Unterschied zwischen Kronos und Chronos, dem griechischen Wort für „Zeit“. Die schöpferische Zeit dagegen war *Aion,* „lange Zeit, Ewigkeit“. Sie wurde an einem bestimmten Ort der Geschichte als oberste Gottheit verehrt.

Im jüdisch-christlichen Kulturkreis wird der Begriff „Zeit“ meist mit dem Sündenfall zusammengebracht. Aber bei Lichte betrachtet ist Gottes Sechstagewerk auch ein Werk der Zeit. Mit dem Sündenfall traten „Erkenntnis“ und „Vernichtung“ in das Leben der Menschen. Die zeugende Zeit ist uns aber nicht für immer entrückt. Wir können durch Meditation den „Verlust“ in ein „Geschenk“ verzaubern: Sie lehrt uns, die wertvolle Zeit ganz auszukosten. Es bedarf dazu nur des kleinen Schrittes vom „Abgrund“ zum „Ursprung“.

Das gelingt nur, wenn wir uns nicht außerhalb ihres Flusses stellen oder uns gar dagegenstemmen, sondern in ihren Strom eintauchen, mit ihm schwimmen und uns ganz von ihm tragen und hervorbringen lassen. Dann fließt sie nicht mehr vorbei. „Vorbeifließen“ kann sie ja nur vor einem unbewegten Zuschauer. Dann ist die Zeit eins mit der „Quelle des Lebens“, der *fons vitae,* dem paradiesischen Symbol von Gottes Schöpferkraft. In dieser Quelle ist kein Unterschied zwischen „Augenblick“ und „Ewigkeit“. Meister Eckhart hat diesen beglückenden Zustand, wo die äußersten Gegensätze eins sind, das „Nun der Ewigkeit“, *nû der êwicheit,* genannt.

Jede Kultur, die den Leib verachtet, verachtet die Gegenwart, die einzige Zeit, wo „Sein“ aus vollem Herzen „ist“ und „jetzt“ und „ja“ sagt. Alle anderen Zeiten sind von Verneinung durchwoben: Das „War“ ist voller Wehmut, weil es eben nicht mehr ist, das „Wird“ ist immer dem Zweifel ausgesetzt, ob es jemals sein wird. Allein im „Ist“ ist Erfüllung.

Das sind Einsichten, denen jeder zustimmen wird, also Gemeinplätze ersten Ranges.

Aber wir sind weit davon entfernt, daß diese Einsichten Wirklichkeit wären. Ja, es scheint fast, daß wir uns in dem Maße, wie in uns diese Einsichten reifen, von ihrer Verwirklichung entfernen. Wir jagen immer rastloser immer flüchtigeren Zukunftvisionen nach, sei es im Bereich unserer Kaufkultur, wo die Reklame - mit meßbarem Erfolg! - ihre Produkte mit der Verheißung versieht, daß ihr Besitz zum wahren Glück gehört, oder im Bereich der Urlaubskultur, wo mit dem gleichen Erfolg immer unberührtere, paradiesisch-jungfräuliche Trauminseln zu Traumpreisen angeboten werden. In beiden Fällen wird eine alte Jenseitserwartung ökonomisch kaufbar gemacht, um nicht zu sagen „ausgeschlachtet“.

Ernst Meister hat die tiefe Kluft zwischen „Einsicht“ und „Wirklichkeit“ in ein schlichtes Gedicht gefaßt: „Du sagst, es sei/ das Einzige, dieses/ Hier, und das/ ist wahr, gewiß.// Doch nehmen sich/ wenige wirklich/ des Atems an./ Die meisten suchen// das Denken nicht,/ und viele/ sind gefangen/ in Not.“(Wandloser Raum).

Atem, das ist das Wort für „Meditation“. *Qi* heißt auch „Atem“ im Sinne von „Odem“, „Lebenskraft“, ähnlich dem lateinischen *anima. Qigong* kann auch ganz anspruchslos mit „Atemübung“ übersetzt werden. Indem wir in den Lebensstrom unseres Atems tauchen, erschließt sich uns das Wunder des Augenblicks.

Ob dieses Wunder fünf gemessene Minuten oder eine geschlagene Stunde dauert, ist weniger wichtig, als daß es überhaupt und täglich geschieht. Alle Sinne sollen gesammelt sein. Es ist besser, nur kurze Zeit ganz „da“, als lange Zeit halb abwesend zu sein.

4.1.5. Die Ideallösung: die Abwechslung von Einzelübungen und Zyklen

Was bedeutet diese lange Ausführung für unsere konkrete Frage: „Maulwurf" oder „Der Tag geht auf"? Es scheint, als würden uns die selbständigen Übungen genügend aufbauen und mit Energie versorgen.

Der Zyklus aber bietet, wie die meisten Zyklen, dennoch etwas, was einzelne Übungen nicht haben. Die verschiedenen Übungen des Zyklus aktivieren gezielt verschiedene Arten von Energie - die eine z.B. v.a. den Nieren-, die andere den Blasenmeridian, die eine das Yin, die andere v.a. das Yang. Aufeinander bezugnehmend, können sie die Energieaufnahme gezielt steigern. Es geht aber nicht nur um Energieaufnahme. Ein guter Zyklus führt tief in das Wesen des Lebens ein.

Darum ist es gut, wenn man beides praktizieren kann - mehrere Male täglich eine Einzelübung und ein bis zwei Mal wöchentlich einen Zyklus.

4.2. Die Besonderheiten eines guten Zyklus

Ein guter Zyklus bringt wichtige Grundzüge des Daseins zum Vorschein: Am Anfang tragen wir die Sonne zum Himmel hinauf. Wir dehnen uns aus. Wir reini gen uns und treiben die Energie durch ihre Bahnen. Dann steigen wir ins Boot und rudern über den See. Am anderen Ufer stehen große Weiden. In dem Augenblick, in dem wir sie mit unserem inneren Blick sehen, verwandeln wir uns und treiben tiefe Wurzeln. Unsere Äste hängen über dem Wasser und lassen sich vom Wind hin und her bewegen. Ein Blick zu den Birken verwandelt uns: Wir werden zu Birken und „tanzen wie Elfen im Wind". Unser inneres Auge erblickt den Storch und schon stehen wir im Sumpf auf einem Bein, halten Ausschau nach Fröschen und spazieren gemächlich. Im Wald werden wir zu einem Bären, den wir aus dem Schlaf geweckt haben und zu einem Jäger auf der Jagd. Wenn wir zum See zurückkehren, verwandeln wir uns wieder in einen Wasservogel.

4.2.1. Wuwei: das schöpferische Nichtstun

Der Tag hat sich entwickelt, und wir haben bereits viele Verwandlungen erfahren. Die Kraniche gehen nicht im tätigen Leben auf, wie es der Storch macht, der nach Nahrung sucht. Sie tun nichts. Sie stehen und schauen, sind in ihrer Mitte, gesammelt. Sie sind der Inbegriff des „Wuwei", des schöpferischen „Nichtstuns", in dem sich ein wichtiges Wesen der Welt offenbart. Ihre Gestalten spiegeln sich im klaren Wasser, ihr Blick wird aber nicht zur Selbstschau verführt. Er haftet weder an der eigenen Gestalt, noch an den Dingen. Er nimmt nur wahr. Der Wasserspiegel hat nichts mit der Narzißgeschichte zu tun. Er ist hier Sinnbild des reinen Schauens und der Einheit mit sich selbst, mit der Welt, mit Gott.

Die Kraniche breiten ihre Schwingen aus und fliegen. Sie atmen den Raum, der sie trägt: „Atmen, du unsichtbares Gedicht!/ Immerfort um das eigne/ Sein rein eingetauschter Weltraum. Gegengewicht,/ in dem ich mich rhythmisch ereigne..." (Rilke, *Die Sonette an Orpheus, II, I*). Auch diese Weiten sind ihre Heimat. Von hier aus eröffnet sich ein ganz anderer Blick auf unser Leben: Probleme, die zuvor groß schienen, sind auf einmal ganz klein; anderes aber gewinnt an Bedeutung.

4.2.2. Die Bedeutung des Wegs

So wie wir uns wandeln, wandelt sich auch der Tag. Der Flug der Kraniche ist der Höhepunkt unserer Verwandlungen und auch der Verwandlungen des Tages. Der Tag wird alt. Wir kehren zurück. Unsere Bewegungen sind, dem Tag entsprechend, ruhiger, gefaßter. Wenn wir an den Ort unseres Aufbruchs zurückkehren, sitzen wir in den Ästen und sammeln in unserem Innern die Wärme des Tags. Der Mond geht auf. Wir heben ihn hoch.

Die Rückkehr an denselben Ort bedeutet Rückkehr zu sich selbst. Wir sind jedoch nicht mehr dieselben und auch der Ort ist nicht derselbe. Wir sind auf einem Weg gewesen, und dieser Weg hat uns verwandelt, ob dies nun ein Tages-, Jahres- oder ein Lebensweg war.

In den zweitausend Jahren Christentum hat die Odyssée als Inbegriff des menschlichen Lebens trotz ihres heidnischen Hintergrunds und des Untergangs ihrer Götterwelt nichts an Bedeutung eingebüßt. Auch die Kirchenväter haben erkannt, daß sie das Grundanliegen der menschlichen Existenz schildert: Das Leben ist ein gefährlicher Weg mit trojanischen Schlachten, mit Skyllen und Charybden. Der Sinn des Weges ist die Suche nach sich selbst. Seine Krönung heißt Heimkehr.

Der Weg unseres Übungszyklus gleicht dem Weg des Odysseus. Auch wir kehren an unseren Ausgangspunkt zurück und sind auf dieser Reise gereift.

Als Odysseus nach zwanzig Jahren im heimatlichen Hafen ankam, erkannte ihn keiner der Seinen, nur sein unverbildeter Hund. Ihn führte der Instinkt der Natur.

Wenn wir den Geist zurücknehmen, kann der Instinkt auch in uns wieder zum Tragen kommen. Die Tiere unseres Zyklus lehren uns, wie wir eins mit der Erde werden und so erst dem Ruf des Geistes folgen können.

4.2.3. Das Enzyklopädische und der Kunstcharakter eines guten Zyklus

Für jedes Kunstwerk gilt, daß eine ganze Welt in ihm zum Vorschein kommt, auch wenn es scheinbar nur einen Ausschnitt, ein kleines Detail zeigt. Es ist umso mehr Kunstwerk, je mehr im Teil das Ganze erglänzt. Dürers „Betende Hände" sind ein bekanntes Beispiel, wo in einem abgetrennten Körperteil die Gottergebenheit eines ganzen Zeitalters zum Ausdruck kommt.

Kindern gelingen nicht selten in ihren Kunstwerken erstaunliche Weltentwürfe mit „Himmel" „Erde" und „Mensch" (oder „Pflanze" und „Tier": das „Lebendige"). An der Vollkommenheit dieser Welten können Reife und Ausgewogenheit, d.h. die Gesundheit der „Innenwelten" abgelesen werden.

Tiandiren heißt die Zeitschrift der Deutschen Qigong-Gesellschaft. Es ist ein chinesisches Kunstwort und heißt „Himmel-Erde-Mensch". Mit diesem Titel ist der Kern des daoistischen Denkens getroffen. Im Spiel dieser drei Mächte ereignet sich „Welt".

Jeder Qigong-Zyklus ist ein flüchtiges Kunstwerk, in dem Welt inszeniert wird. Die Teilnehmer sind zunächst die Spieler - und bald auch die Dramaturgen dieses kosmischen Geschehens.

Dieses Weltverständnis, daß sich „Himmel“ und „Erde“ in einem Liebesspiel begegnen und der Ort dieser Begegnung „Mensch“ heißt, war der selbstverständliche Horizont im ganzen christlichen Mittelalter. Es kommt in einem großen Teil der abendländischen Kunst zum Ausdruck, bis zum heutigen Tag. Ein ergreifendes Beispiel des alten Schöpfungsmythos in neuer Gestalt ist Eichendorfs Gedicht „Mondnacht“: „Es war als hätt der Himmel/ Die Erde still geküßt,/ Daß sie im Blütenschimmer/ Von ihm nun träumen müßt.// Die Luft ging durch die Felder,/ Die Ähren wogten sacht,/ Es rauschten leis die Wälder,/ So sternklar war die Nacht.// Und meine Seele spannte/ Weit ihre Flügel aus,/ Flog durch die stillen Lande,/ Als flöge sie nach Haus.“

4.2.4. Das schöpferische Sehen

Die alltägliche Welterfahrung geht von der fraglosen Annahme aus, Sehen sei eine Art „Abbildung“, ähnlich der Fotografie. Aber schon aus neurophysiologischer und -pathologischer Sicht ist diese Annahme völlig ungeeignet, der Komplexität, um nicht zu sagen, dem „Wunderwerk“ des Sehens gerecht zu werden. Nirgends zeigt sich eine spiegelähnliche Abbildung. Schon auf der Netzhaut und erst recht im Hirn ist „Verwandlung“ und „Schöpfung“ im Gang. „Welt“ wird nicht einfach wahrgenommen. „Welt“ wird buchstäblich in jedem „Augenblick“ geschöpft.

Bei Goethe ist das Sehen nicht nur ein schöpferisches Vermögen neben anderen. Es gehört zur *Wesens*bestimmung des Menschen, wenn wir die Worte des Türmers ernst nehmen wollen: „Zum Sehen geboren,/ Zum Schauen bestellt,/ Dem Turme geschworen/ Gefällt mir die Welt./ Ich schau in die Ferne,/ Ich seh in die Näh,/ Den Mond und die Sterne,/ Den Wald und das Reh./ Ihr glücklichen Augen,/ Was je ihr gesehn,/ Es sei wie es wolle,/ Es war doch so schön!“

In einem Zweig des zeitgenössischen Buddhismus ist diese „Erkenntnistheorie" noch weiter radikalisiert. Sie besagt, daß wir nicht nur „ganz Auge" sind, sondern daß wir als wesentliche Weltschöpfer *das* ganz und gar *sind,* was wir sehend hervorbringen: „Wenn ich einen schneebedeckten Gipfel sehe, dann bin ich der Berg." (Thich Nhat Hanh, *The Blooming of a Lotus,* 1993, Boston)

Bei unseren Qigong-Übungen wird diese Theorie *getan!* Übend verwandeln wir uns in das, was wir mit unserem inneren Auge erblicken.

4.2.5. „Alles fließt". Verwandlung als Grundzug des Seins

Bei dieser Verwandlung erfahren wir, daß „alles im Fluß ist": *Cuncta fluunt.* (Ovid). In der Bewegung übersteigen wir uns selbst: „Wie der Pfeil die Sehne besteht, um im Absprung mehr zu sein als er selbst. Denn Bleiben ist nirgends." (Rilke, 1.Elegie)

Nichts im Leben läßt sich halten, und auch wir ändern uns ohne Unterlaß. Das Leben besteht aus Verwandlungen. Metamorphose ist ein Grundzug des Seins.

Diese Erfahrung gehört zu den Grunderfahrungen vieler Kulturen. Das meistübersetzte Buch der Welt, *I Ging,* heißt auch das „Buch der Weisheit" oder das „Buch der Wandlungen". Dao, die Kraft, aus der alles entsteht, ist in ständigem Fluß. Bei den Kabbalisten heißt Jahwe die Kraft, die fließt und alles Fließen aus sich entläßt.

Ovid faßte in seinen Metamorphosen einen jahrhundertealten Stoff zusammen. Die folgenden Verse stammen aus dem 15. Kapitel, wo die Essenz des Buches zu finden ist.

„Alles fließt, es bildet sich wechselnd jede Erscheinung./ Selbst die Zeit, auch sie entgleitet in steter Bewegung - / gleich wie der Fluß. Denn es kann der Fluß nicht stehn, und nicht stehn die flüchtige Stunde. Und wie von der Welle die Welle gejagt wird, / wie von der kommenden selbst gedrängt, sie die vorige drängt, so / flieht und verfolgt zugleich auch die Zeit, und doch ist sie immer /

neu; denn was vorher gewesen, es ist vorbei, und es wird, was / niemals gewesen zuvor; und all das Bewegen erneut sich."

Diese Erfahrung wäre in unserer Welt, in der wir alles sichern und festmachen wollen, beinahe verloren gegangen!

All das müssen weder Kinder noch Erwachsene *wissen.* Sie *erfahren es,* indem sie üben. In einem jeden Übungszyklus ist der ganze Kosmos als unscheinbare Kette miteingewoben.

An dieser Stelle machen wir kurz halt und fassen zusammen, was wir bislang erfahren haben.

Sie haben unter Anleitung der Kassetten geübt, ohne etwas über Qigong oder über diese spezifischen Übungen zu wissen. Dann haben Sie den kommentierten Kassettentext gelesen, die Fotos angeschaut und noch etwas mehr über die Übungen und das Üben erfahren.

Mit dieser neuen Erfahrung wollen wir jetzt noch einmal zu den Übungen zurückkehren und aufmerksam üben, bevor wir die Frage stellen, die eigentlich am Anfang eines jeden Buchs über Qigong steht.

Auch wenn jetzt noch manche Bewegung sehr ungefähr ist, haben Sie bereits viel über Qigong gelernt. Dies ermöglicht Ihnen ein ganz anderes Verständnis von Qigong, als wenn Sie erst zu lesen angefangen hätten.

5. Über Qigong

Die Frage, die am Anfang eines jeden Buchs über Qigong steht, nämlich *was ist Qigong?* können Sie jetzt eigentlich selbst beantworten. Ich füge Ihrer Erfahrung noch einige Gedanken hinzu:

5.1. Die wörtliche Übersetzung von „Qigong"

Qi hat viele Bedeutungen. Meistens wird es mit „Lebensenergie" oder „Atem" übersetzt, vorausgesetzt, daß wir bei Atem an „Odem" und nicht nur an „Gasaustausch" denken. *Gong* bedeutet „Arbeit", „Übung", „Pflege".

Qigong ist also „Arbeit mit Lebensenergie", „Pflege der Lebenskraft". Durch diese „Arbeit" werden, wie Sie vielleicht selbst bereits erfahren haben, Blockaden gelöst und ein freier Energiefluß ermöglicht. Der Organismus kann sich wieder besser regenerieren.

5.2. Das Ziel: der Einklang mit sich selbst und dem Universum

Qigong wirkt regulativ auf alle Bereiche, die wir traditionsgemäß trennen: auf „Körper", „Geist" und „Seele" und führt sie zu ihrer ursprünglichen Einheit zurück. Es vermittelt innere Ruhe und Ausgewogenheit. Der Mensch kommt in Einklang mit dem Universum, mit seiner näheren Umgebung und mit sich selbst.

5.3. Bewährte Anwendungsgebiete

Qigong hat sich in allen Lagen, wo es gilt, Energien zu sammeln und gezielt einzusetzen, bewährt, in der Medizin, in der Kunst und auch im Alltag.

In der Medizin wird Qigong präventiv, therapeutisch und in der Rehabilitation eingesetzt. In letzter Zeit hat man auch verschiedene alte Übungen verwandelt und neue entwickelt, die man spezifisch zur „Bekämpfung“ bestimmter Krankheiten einsetzt. So wurde z.B. ein „Schrittprogramm“ ausgearbeitet, das aus einer Folge von Schrittarten besteht. Zusammen mit einer bestimmten Atemtechnik und mit bestimmten Vorstellungen bilden sie den Grundstock der chinesischen Krebstherapie mit Qigong.

5.4. Qigong als Technik „funktioniert“, sein Wesen wird aber dadurch nicht begriffen

Die Vorstellung der „Bekämpfung“ und „Ausrottung“ eines „Übels“ ist dem chinesischen Denken eigentlich fremd. Es geht ihm vielmehr um „Ausgewogenheit“. Das Wesen der Krankheit sieht es nicht in der Existenz einer schädlichen Sache, z.B. von Krankheitserregern, sondern im Ungleichgewicht von Kräften, die sich im Zustand der Gesundheit die Waage halten, seien es die Polarkräfte „Yin und Yang“ oder die Elemente „Wind“, „Wasser“, „Holz“, „Metall“, „Erde“ und „Feuer“. Mit dem gezielten Einsatz von Qigong-Übungen zur Bekämpfung von Krankheiten eignet sich das chinesische Denken eine eigentlich europäische Denkweise an. Das erleichtert uns Europäern den Einstieg, weil es wie ein Brückenschlag aussieht: Die „Übung“ wird zur „Methode“ und unterwirft sich demselben Maßstab wie eine schulmedizinische Therapie: Was daran zählt, ist der meß- und zählbare Erfolg, nicht das Glück des Augenblicks, nicht die Erfahrung der Fülle im Einklang mit den Kräften des Kosmos.

Es scheint, als würde Qigong auch diese Feuerprobe bestehen, allerdings unter Preisgabe seines innersten Sinns. Diese „Qualitätskontrolle“ ist genauso unangemessen wie die Reduktion der Alchemie auf den Erfolg bei der Goldproduktion, wo doch die Verwandlung des Alchemisten gerade das Wesentliche ist.

5.5. Qigong in China

In China üben viele Menschen Qigong: draußen in den Parks, zuhause, auf der Arbeit und in den Schulen. Die politische Führung hat die Wirkung von Qigong eingesehen und seine Bedeutung bedacht. Qigong, das bis in die sechziger Jahre unseres Jahrhunderts Mönchen und einer begrenzten Anzahl von Menschen, die der chinesischen Aristokratie angehörten, vorbehalten war, wurde der Masse sicherlich nicht ohne Hintergedanken präsentiert. Menschen, die Qigong üben, sind gesund. Gesunde Menschen lernen schneller, arbeiten besser, haben weniger Krankschreibungen, verursachen dem Gesundheitswesen weniger Kosten. Zweifelsohne wird auf diese Weise Qigong ausgenützt; dieses Ausnützen bringt dem Einzelnen aber keinen Schaden, sondern auch Nutzen. Es ist ein tolles Erlebnis, zwischen halb sieben und sieben Uhr in einem Park zu sein und die lächelnden Mengen zu beobachten, die nach ihrer Morgenübung zur Arbeit gehen!

5.6. Zufriedenheit

Mit der Ausgewogenheit kehrt Zufriedenheit wieder ein. Zufriedenheit ist eine wunderschöne Sache! Man verlangt nicht nach mehr, nach anderem. Man strahlt, ist bei sich selbst anwesend, nimmt mit allen Sinnen sich selbst und den Augenblick wahr - und zwar nicht als etwas, das einer Änderung bedarf, sondern als etwas Wunderbares und Einmaliges - als ein großes Geschenk.

Stellen Sie sich vor, daß Sie überwiegend zufrieden sind! Stellen Sie sich vor, daß es ihren Kindern nicht langweilig ist - daß es bei Ihren Kindern diesen allgegenwärtigen Zustand unserer Jugend und unserer Kinder nicht gibt! Denn was ist Langeweile anderes als Unzufriedenheit mit der gegenwärtigen Lage. Unvorstellbar? Jederzeit möglich!

5.7. Wie fängt man an?

Sie haben bereits begonnen, wie man beginnen soll: bei sich selbst. Sie können nämlich die Übungen nicht richtig weitergeben, wenn Sie nicht selbst Qigong praktizieren. Die Qigong-Übungen zu praktizieren aber heißt die „Qigong-Haltung" anzunehmen. Die „Qigong-Haltung" drückt am klarsten das „Innere Lächeln" aus, das aus der Tiefe des Herzens steigt.

5.8. Das „Innere Lächeln"

Das Innere Lächeln macht sich nicht so sehr als „Lächeln", sondern als „Strahlen" oder „Wärme" bemerkbar. Manche Menschen „strahlen", „breiten Wärme um sich aus". Ihre Ausstrahlung sagt, daß sie den Augenblick, auch das Leben insgesamt, genießen und daß Sie dafür dankbar sind. Diese innere Haltung pflanzt sich schnell fort. Ein jeder Blick und jede Bewegung drückt Ihre grundsätzliche Bejahung aus. Ihre Kinder und Ihre Schüler merken, wenn Ihr Blick sagt: „Ich habe Euch gern". Sie schenken Ihnen als Antwort ein Grundvertrauen, das Ihnen erlaubt, sie auch zu kritisieren und zu korrigieren, weil der entscheidende Grundton da ist. Die Bejahung ist nicht nur personengerichtet. Was Sie anschauen, was Sie spüren, das beglückt Sie, und Sie antworten darauf mit Ihrem Strahlen. Sie strahlen die Sonne, den Wind, den Tag an. Ihr Blick, Ihr ganzer Körper sagt: „ich habe dich gern". Sie strahlen nur, wenn Sie bei sich selbst sind, wenn Sie mit Ihrer gesammelten Aufmerksamkeit im Augenblick anwesend sind. Sie können die Sonne anstrahlen, weil Sie mit allen Ihren Sinnen ihre wohltuende Wirkung wahrnehmen. Sie öffnen sich ihren Strahlen, genießen die Wärme, geben sich hin. Sie lassen sich vom Wind streicheln, d.h. Sie öffnen sich, nehmen mit allen Sinnen wahr und nehmen das Geschenk dankbar entgegen. Dieses Glück breiten Sie weiter aus. Glück sind Schwingungen, sind stärkende Energien, die irgendwo weiterwirken, so wie es auch die negativen tun.

Freilich gelingt es uns nicht immer, gefaßt zu sein und zu strahlen. Aber schon der Gedanke daran bewirkt etwas. Die Pflege des aufbauenden Qi beginnt damit, daß wir es in Erinnerung rufen.

5.9. Die eigene Sammlung

Bevor wir mit den Kindern zu üben anfangen, sammeln wir uns selbst. Das ist ein Grundsatz, den wir stets berücksichtigen sollten. Seine Vernachlässigung rächt sich bitter. Die Kinder merken es sofort, wir wirken nicht überzeugend und die Übung gefällt ihnen nicht. Beim nächsten Mal haben sie vielleicht gar nicht mehr Lust zu üben.

Eigentlich sollten wir diesen Grundsatz auf die meisten Begegnungen und Lebenssituationen ausweiten.

Es muß keine lange Geschichte sein. Es reicht, wenn wir alle unsere Sinne zusammenrufen und sie kurz in unserer energetischen Mitte ausruhen lassen. Die Sinne ziehen die Energie nach sich.

6. Die Übungspraxis

6.1. Die begleitende Musik

Die begleitende Musik unterscheidet sich entschieden von der üblichen Entspannungsmusik. Sie ist ganz bewußt so komponiert und ausgewählt worden. Weder die Kinder noch wir sollen entschweben. Es geht uns nicht darum, Entspannungstechnik wie z.B. autogenes Training zu lernen, wo es nicht darauf ankommt, ob man einschläft oder nicht. Uns geht es um viel mehr, auch wenn Entspannung zu Qigong gehört. Die Entspannung führt Wachheit aller Sinne und des Geistes herbei. Die Musik hilft, in die Haut der Tiere und anderer Akteure zu schlüpfen. Die Musik des „Bären" ist rund, schwer und doch elastisch und auch vielleicht ein bißchen schelmisch; die Jäger spannen den Bogen zur Galoppmusik; die Musik der Kraniche widerspiegelt die Leichtigkeit und Transparenz ihrer Erscheinungen. Es gibt auch Stellen, die der Popmusik nahestehen. Sie sind mit Bedacht so gewählt: Sie sprechen das Ohr der jungen Generation an, ohne daß sie in die Banalität abgleiten. So führen sie zu etwas Neuem und anderem über. Es gibt auch schnelle Stücke und Stücke mit ganz ausgeprägtem Rhythmus. Wir wollen nicht einschlafen, sondern in das Wesen der Übungen dringen. Auch entschiedene Bewegungen und schnelle Übungen haben im Qigong ihre Berechtigung. Gerade Kinder brauchen auch den plötzlichen Wechsel zwischen An- und Entspannung, zwischen Schnelligkeit und Langsamkeit, zwischen dem Schrei und der Stille. Beide Komponisten, Jaromír Vogel und J.B. Krejčí, haben sich auf die Übungen gut eingelassen. Sie haben sie selber geübt und viele Male beim Üben zugeschaut.

6.2. Das Qi-Gefühl

Es wird allgemein gesagt, daß man aus Büchern nur Bewegungsfolgen, die Energiebahnen und anderes Basiswissen lernen könne. Bücher würden kein Qi-

Gefühl vermitteln. Verständlich, weil die Verfasser eben stets davon ausgehen, daß sie das Qi-Gefühl nicht weitergeben können, weil dies ihrer Meinung nach nur durch einen Qigong-Lehrer persönlich möglich ist. Darum solle man mindestens einen Qigong-Kurs besucht haben.

Dies stimmt, wenn beim Schreiben die Trennung „Körper-Geist" aufrechterhalten bleibt. Im Üben wird die Trennung überwunden. Der Qigong-Lehrer erfährt beim Unterrichten die Einheit, die er lehrt, und diese Erfahrung erfaßt auch den Schüler. Im Buch dagegen wird die große Einheit in einen Bewegungsablauf und einen Energiefluß und außerdem noch in den Zweck der Übung zerstückelt. Wundert es jemanden, daß es keinem gelingt, dieses „tote Huhn" zum Leben zu erwecken?

Es passiert noch Schlimmeres und das nicht nur mit Neulingen, sondern auch mit Fortgeschrittenen: Sie lesen im Buch und glauben zu wissen, wie die Energie zu laufen hat, und dieses Wissen steht jeder eigenen Erfahrung im Weg.

Leider haben auch die chinesischen Meister die westliche Methodik des Bücherschreibens übernommen. Diese wissenschaftlich oft ausgezeichneten Bücher sind für selbständig arbeitende Qigong-Lehrer eine ungeheuere Bereicherung. Für viele aber stellen sie eher eine Behinderung dar. Man ist geneigt zu sagen: je größer der Qigong-Meister, umso größere Schäden richtet sein Buch an, weil durch seine Autoritat seine *Erfahrung* zu unveränderlichem Wissen wird. Man glaubt, eine feste Wahrheit zu besitzen. Seine Erfahrung ist aber nur ein wichtiger Wegweiser für die, die sich auf dem Weg befinden. Der Weg wird v.a. durch die eigene Erfahrung gebahnt.

Die daoistische Literatur weist einen anderen Weg des Schreibens. Sie spricht, wie die Bibel oder die indische und persische Literatur, oft in Bildern. Statt zu philosophieren wählt sie eine einfache Begebenheit, ein Bild.

Obwohl mir diese Literatur bekannt ist, habe ich lange nicht begriffen, daß ich für meinen Qigong-Unterricht von ihr lernen könnte.

Erst durch einen Mißerfolg beim Qigong-Unterricht mit Kindern bin ich auf die richtige Spur gekommen: Ich darf weder lange erklären, wie die Bewegung geht, noch wie sie sich anfühlen soll. Ein einfaches Bild muß all das vermitteln: „Der Kranich steigt. Er weitet seine Schwingen aus bis über den Kopf. Dann läßt er sie langsam sinken, spürt den Widerstand der Luft, stützt sich auf sie und steigt. Er fühlt den Aufwind unter seinen Flügeln, spürt, wie die Luft unter die Achseln strömt, wie sie die Unterseite der Flügel streichelt..." Oder: „Die Adlereltern sind ausgeflogen, um Futter zu holen. Die Adlerkinder sind allein im Nest. Es packt sie die Neugierde. Sie verlagern ihr Gewicht nach vorn, senken den Schnabel leicht zur Brust, stellen sich auf die Zehenspitzen und stützen sich mit den Handflächen auf den Nestrand. Sie schauen vor sich hin, spüren aber bald die Erschöpfung, sinken zurück ins Nest und entspannen sich."

Das Bild vermittelt auch das „Qi-Gefühl". Der Widerstand der Luft, oder das Gefühl des Sich-Stützens auf einen Nestrand ist das berühmte *Qi-Gefühl.* Wenn Sie bei der Ruder-Übung den Widerstand des Wassers spüren, wenn sich ihre Wirbelsäule wie eine Wasserwelle bewegt und Lust bei diesem Fluß empfindet, dann spüren Sie das Qi. Wenn sich beim Windrad die Temperatur in den Handflächen ändert, wenn es in Ihren Armen strömt, wenn es kribbelt, kalt oder warm wird, wenn Ihre Finger dick werden, wenn Sie das Gefühl haben, daß zwischen Ihren Händen ein Magnet ist, dann *spüren Sie das Qi.* So viele Menschen, so viele Qi-Empfindungen.

Bestimmt haben viele von Ihnen dieses Gefühl schon früher gehabt - beim Fingerspiel aus Langeweile, oder beim Tanzen, oder wenn Sie ganz entspannt und glücklich waren. Nur haben Sie es nicht *Qi* genannt. Beim Tanzen haben Sie sich durch die Musik führen lassen. Tanz und Musik können gut das Qi vermitteln. Töne sind mit dem Qi verwandt. Auch sie sind Schwingungen. Haben Sie schon ein Mal einen mächtigen Gong gehört? Der Ton kann den ganzen Körper füllen! Das Qi kann aber den Gong auch ertönen lassen. In dem Meditationsraum eines Klosters stand ich bei unseren Übungen stets etwa eineinhalb Meter vor einem großen Gong. Es geschah zwei Mal, daß der Gong klar und deutlich und mit einem langen Nachklang ertönte.

Sie haben bestimmt auch Qigong-Übungen gemacht, ohne es zu wissen. Sie haben sich, wenn Sie müde waren, gestreckt, die Augen gerieben, das Gesicht oder die Ohren massiert und dadurch die Energie gepflegt - also Qigong gemacht.

Sie können auch aus beinahe jeder Bewegung eine Qigong-Übung machen. Was eine Bewegung zu Qigong macht, ist die gesammelte Anwesenheit in der Bewegung. Wenn Sie die Hände seitlich auf und ab bewegen, ist es noch kein Qigong. Führen Sie sie aber langsam und entspannt aus, lassen Sie die Arme, die Handgelenke, die Hände und Finger, ja auch den ganzen Brustkorb dabei intensiv fühlig werden: Durch Ihre „Fühligkeit" sind aus den Bewegungen Qigong-Übungen geworden.

Machen Sie noch etwas einfacheres: Folgen Sie achtsam Ihrem Atem! Nehmen Sie sich atmend wahr. Spüren Sie, was in Ihnen alles während eines einfachen Atemzuges geschieht? So wird jeder Atemzug zu einer Qigong-Übung.

Der Unterschied zu den feststehenden chinesischen Übungen ist lediglich, daß die chinesischen Übungen meist sehr alt sind, daß sie also genügend Zeit hatten, sich zu entwickeln. Jede Generation hat etwas hinzugefügt, vielleicht auch etwas weggelassen; sie haben beobachtet, daß bestimmte Übungen bei bestimmten Krankheiten besonders gut sind und daß sich bestimmte Übungen besonders gut ergänzen. Die meisten Übungen wurden gar nicht schriftlich festgehalten. Man hat sie von den Alten gelernt und den Jungen weitergegeben.

Sie sehen, daß Qigong eigentlich etwas sehr Einfaches ist: Sie praktizieren es, indem Sie darin anwesend sind, was Sie gerade tun. Üben Sie Qigong im Alltag!

Beim „Qigong mit Kindern" lassen Sie sich zunächst durch meine sprachlichen Bilder und die Musik leiten.

6.3. Wie fange ich in der eigenen Familie an?

Eltern und Großeltern müssen, wie gesagt, nicht viel überlegen. Sie können die Übungen erst für sich probieren, um sie dann mit den Kindern zu üben. Dann haben Sie den Vorsprung im Wissen um den Bewegungsablauf, die Kinder haben meist den Vorsprung im Qi-Gefühl. Fühlen Sie sich für die Kinder nicht verantwortlich! Korrigieren Sie selten! Es soll den Kindern Spaß machen. Erst allmählich und sehr schonlich kommt die Korrektur. Zeigen Sie ihnen die Fotos. Lassen Sie die Kinder sich selbst in den verschiedenen Tiergestalten malen: Birgit wird sich vielleicht als Bär malen, Stefan als Storch.

6.4. Wie fange ich als Lehrer mit dem Qigong-Unterricht in der Schule an?

Wenn Sie Lehrer oder Qigong-Lehrer sind, beginnen Sie am besten auf folgende Weise:

Lassen Sie sich von mir und der Musik solange leiten, bis Sie merken, daß Sie es verinnerlicht haben und daß Sie es auch ohne meine Anleitung schaffen. Sie kennen die Übungen. Lassen Sie sich nun durch die Musik leiten; ziehen Sie feuchte, blaue Spinnweben aus der Erde heraus und fühlen ihrer Spannung und Elastizität nach; werden Sie zur Sonnenprinzessin: Empfangen Sie Sonnen mit Ihren Handherzen und Ihrer Stirn, und schenken Sie sie der Erde! Verwandeln Sie sich in einen Maulwurf, der die Erde durchbricht und ans Licht gelangt und der sein Gesicht reinigt und die Erde aus seinem glänzenden Pelz reibt. Machen Sie sich auf den Weg durch den Tag! Wenn Sie dies tun und genießen, d.h. wenn Sie mit allen Sinnen dabei sind, dann haben Sie genug Qi-Gefühl und Lockerheit, um die Kinder zu begeistern.

Es ist leichter, mit einer der selbständigen Übungen der Kassette „Maulwurf" anzufangen, als gleich mit dem ganzen Zyklus. Diese Übungen sind selbstverständlich auch für den Sportunterricht geeignet, auch wenn es nicht auf dem Umschlag geschrieben steht. Nur umgekehrt kann eine Übung des Sportunterrichts, wie „Der Gang durch den Tag“ wegen seiner Länge nicht mitten im Unterricht geübt werden. Diese Übung braucht außerdem auch wirklich Platz zum Gehen.

6.5. Die unmittelbare Wirkung der Qigong-Übungen auf die Kinder

Nach einigen Wochen werden Sie, liebe Eltern und Lehrer, durchgreifende Änderungen spüren - bei sich selbst und bei den Kindern.

Zunächst aber werden Sie eine andere Änderung merken: das Kind *vor* und das Kind *nach* dem Üben ist nicht dasselbe Kind. War das Kind vorher müde und mürrisch, die Klasse unkonzentriert und gereizt, so verspüren die Kinder nach der Übung wieder Lust, etwas zu tun. Die Klasse hat wieder eine gemeinsame Schwingung und ist gewillt, wieder konzentrierter zu arbeiten.

Aber auch Ihnen, liebe Eltern und Lehrer, hat das Üben viel gebracht. Sie haben sich dadurch erholt. Es geht Ihnen nichts mehr „zu nahe“ und „unter die Haut“. Sie fühlen sich wieder wohl, haben Kraft und Ausstrahlung. Dies nehmen Kinder sofort wahr und arbeiten *mit* Ihnen, statt gegen Sie.

6.6. Die Trennung von Körper und Geist in der Schule

Der Körper kommt in unseren Schulen zu kurz. Die Schüler müssen ihre Körperbedürfnisse während des Unterrichts völlig unterdrücken. Seit der ersten Klasse müssen sie ihre Doppelstunden ruhig sitzend absolvieren. Dabei sollen sie sich noch konzentrieren! Unsere Töchter haben diese „Vergewaltigung“ einigermaßen gut überstanden, einer unserer Söhne hatte aber einen starken Bewegungsdrang und konnte sich bis zur dritten Klasse nicht an das zwanghafte Sitzen gewöhnen. Oft war er unkonzentriert, störte den Unterricht und brachte abwechselnd gute und schlechte Noten. Nahezu täglich bekam ich „Kurznachrichten" von seiner jungen Lehrerin, in denen sie von seinen Missetaten erzählte: „Er rannte im Klassenzimmer (in den Gängen oder im Hof) herum", oder „Er kletterte ohne Erlaubnis auf die Dachrinne". Die Strafmaßnahme dafür war, daß er am Turnunterricht nicht teilnehmen durfte. Das einzige, was dem Übel der „Ruhigstellung" abgeholfen hätte, nämlich Bewegung, wurde zur Strafe verboten!

Der Turnunterricht ist wichtig. Er bietet das, was im normalen Unterricht fehlt: die Körperbewegung. Wie aber die Geisteserziehung in der Schule meist ohne Leib geschieht, geschieht die Leibeserziehung auch meist ohne Geist. Die Kinder müssen sich endlich austoben! Verständlich. Dadurch gleichen sie mindestens ein bißchen das Ungleichgewicht aus! Sie sind danach aber meist nicht viel ausgeglichener. Sie sind nicht aufgebaut, sondern eher erschöpft.

6.7. Die heilende Wirkung des Qigong

Wenn es so ist, daß die Kinder das Austoben brauchen, dann lassen wir sie ruhig in der ersten Hälfte des Sportunterrichts austoben. Dann aber bieten wir ihnen eine Bewegung an, die sie stärkt und in die Mitte bringt. Dadurch gelingt uns, was weder der leiblosen Geisteserziehung, noch der geistlosen Leibeserziehung gelungen ist. Beide haben nämlich nur einen Teil des Menschen und nicht den Menschen als Ganzheit gefördert. Ganzheit heilt. Qigong-Unterricht ist heilsam. Beide Arten des konventionellen Unterrichts aber sind heillos. Mit ihm werden wir aus der Zerrissenheit zu uns selbst geführt. Der Geist folgt weder fremden noch eigenen Gedankengängen, ist nicht unterwegs und „auf der Flucht", sondern kehrt in seine Wohnung ein. Am Anfang ist sie ihm ein bißchen fremd, aber bald erfährt er, wie schön es ist, im eigenen Körper zu wohnen. Was es vom bisherigen „Hausen" unterscheidet, ist die Pflege des Hauses und die Freude daran.

Die Freude entspringt der Zufriedenheit. Die Flagge auf dem First verkündet die Ankunft des Königs in seinem Schloß. Der Geist im Leib aber zeigt sich im „Strahlen“ und „Lächeln“.

Dies alles müssen die Kinder nicht wissen. Es reicht, wenn es den Erwachsenen klar ist.

Sie aber achten darauf, daß man mit dem „Wohnen“ und der „Pflege der Wohnung“ langsam beginnt. Sie beobachten die Kinder und muten ihnen am Anfang nicht allzuviel zu.

Sie können die Kassette an jeder beliebigen Stelle unterbrechen. Vergessen Sie aber nicht, zum Schluß die Energie in der Mitte zu sammeln! Mit der Zeit können Sie die ganze Folge üben und sie später durch eigene Variationen verlängern.

6.8. Die Langzeitwirkung des Qigong

Eine anhaltende Änderung merken sie erst nach ein paar Wochen. Sie betrifft nicht nur die Zeit *nach* dem Üben. Sie merken, daß sich die Kinder insgesamt ändern. Dies ist der größte Erfolg.

„Seitdem ich Qigong-Übungen mit meiner Klasse mache, sind die Kinder in den letzten Unterrichtsstunden wesentlich aufnahmefähiger geworden“, berichtet Irena K., Lehrerin aus Chomutov, die die 2. Klasse unterrichtet. „Meine Kinder schaffen die Hausaufgabe in der Hälfte der Zeit, seitdem ich mit Ihnen zuvor Qigong übe“, erzählt Nadja K., Apothekergehilfin und Mutter von zwei Kindern im Grundschulalter.

Kinder, die Qigong üben, erkennt man an ihrer ausgewogenen Art.

Schon an Säuglingen kann man sehen, ob Qigong mit ihnen geübt wird, und v.a. ob sie mit Hilfe von Qigong auf die Welt gekommen sind. Ihr Muskeltonus ist niedriger, ihr Blick dagegen ist wach und rege. Auch später verbinden sie diese scheinbaren Gegenpole und strahlen bei größter Lebhaftigkeit innere Ruhe aus.

Sie haben ihre Verankerung in sich selbst. Sie entwickeln ein differenziertes Körpergefühl und eine gesteigerte Körperwahrnehmung. Sie fallen durch ihre Zufriedenheit auf.

Nicht jeder hat die Möglichkeit, mit seinen Kindern von der Wiege aus anzufangen. Ihre Kinder sind vielleicht schon größer, haben bereits verschiedene Schwierigkeiten. Das spielt nur eine untergeordnete Rolle. Es ist nie zu spät. In der Qigong-Gruppe für Kinder der 5. - 6. Klasse mit zehn Teilnehmern berichteten vorigen Herbst 5 Mütter nach 1-2 Monaten Übungszeit spontan von der Änderung ihrer Kinder: Sie seien ruhiger und ausgewogener geworden. Zwei weitere Mütter wurden am Elternabend vom Klassenlehrer angesprochen: Ihre Buben wären „auffällig" konzentrierter in der Schule geworden und hätten sich in der Leistung gebessert. Er fragte nach dem Grund ihrer Änderung. Wir übten „Aietós", einen Adler-Zyklus, der von einem Mann handelt, der mit Flügel auf die Welt gekommen ist. Diese moderne Geschichte paßt hervorragend als Legende zum ältesten niedergeschriebenen Qigong-Zyklus aus dem 7. Jahrhundert.

7. Die spezifische Problematik von Qigong mit Kindern

7.1. Qigong ist Praxis, keine Theorie

Das Wichtigste haben wir durch die Übungen erfahren und auch genügend erwähnt: Nicht theoretisieren! Die Qigong-Prinzipien vermitteln Sie am besten durch Ihre Lebensweise und den Umgang mit den Kindern. Werden Sie zu Daoisten: Leben Sie, was Sie denken!

Die einzelnen Übungen vermitteln Sie am wirksamsten durch Bilder.

Wenn Sie das Gefühl haben, daß Sie dennoch Theorie vermitteln müssen, dann tun Sie es im nachhinein.

Auf diese Weise bekommen Kinder bald ein Qi-Gefühl und ein gutes Gefühl für sich als Einheit, in der Körper, Geist und Seele inbegriffen sind.

7.2. Die Übungszeiten

Üben Sie mit den Kindern nie zu lang und halten Sie die Übungszeiten ein! Es darf den Kindern nie „zu lang" und damit „zu langweilig" werden. Dann verlieren sie bald das Interesse.

Fangen Sie mit kurzen Übungen an! Bei Übungszyklen machen Sie am Anfang nur einen Teil! Beim nächsten Mal wiederholen Sie das Gelernte. Wiedererkennen macht Freude! Dann nehmen Sie eine neue Übung hinzu. Allmählich kommt so der ganze Zyklus an die Reihe.

Wie lange können sich Kinder konzentrieren?

Grundschulkinder können sich eine ganze Unterrichtsstunde (45 min.) gut konzentrieren. Die Dauer unseres Zyklus ist so gewählt, daß man auch noch anderes üben kann: im Sportunterricht die üblichen Übungen, im Qigong-Unterricht noch einzelne Übungen oder „Übungen zu zweit". Man kann sich nach dem Zyklus auch noch einmal einzelnen Teilen der Übungsfolge widmen.

In der Familie und in der Schule reichen am Anfang 5-10 Minuten. Nach und nach werden Sie die Länge der Übungen steigern.

Im Qigong-Unterricht sind die Übungszeiten in der Regel nicht so variabel. Hier bietet es sich an, die Unterrichtszeit je nach der Belastbarkeit der Kinder durch zwei oder drei Pausen zu unterteilen. Allmählich verlängern Sie die Übungszeit, bis Sie den Unterricht ohne Pause schaffen. Nach einer Eingewöhnungszeit ist die Konzentration ohne Pause merkwürdigerweise besser. Pausen, in denen die Kinder nur herumrennen, nehmen ihnen viel Kraft. Sie brauchen dann ziemlich viel Zeit, um zu der Konzentration vor der Pause zurückzufinden. Darum ist es besser, die Pausen zu strukturieren. Hier versuchen wir, uns gemeinsam etwas zu erarbeiten, zu improvisieren und Neues auszuprobieren

7.3. Das Übungsprogramm

Die erste Stunde ist besonders wichtig. Sie entscheidet, ob Qigong Zuspruch findet oder Ablehnung erfährt. Zuhause kann man ganz spielerisch anfangen, ohne überhaupt zu erzählen, daß es sich um Qigong handelt. Wir spielen miteinander. Ich erzähle ganz einfach eine Geschichte: „Es ist Frühling. Die Sonne läßt den Schnee auf den Bergwiesen schmelzen, der Bach rauscht und die Pestwurz ragt aus dem Wasser. Wir gehen spazieren. Hinter den Wiesen steht ein Wald. Wir gehen hinein. Es wird dort dunkler und kühler und auch ein wenig unheimlich. Wir spüren, daß uns jemand anschaut. Es ist ein großer Bär, den wir aus dem Winterschlaf geweckt haben. Er ist schwer, seine Bewegungen langsam. Er schaut sich öfter um, bevor er umkehrt und in seine Höhle geht. Während meiner Erzählung deute ich Bewegungen an, locke die Kinder, selber den Bär zu gestalten. Manchmal geht es, und sie werden ganz spontan zu Bären, manchmal muß ich etwas nachhelfen und sagen: „Wir sind jetzt Bären". Durch Fragen locke ich die Kinder zum Mitmachen: "Wie bewegt er die Füße? Wie hebt er die Arme?

Hört man ihn, wenn er geht?“ Dieses Verfahren eignet sich nur für kleinere Gruppen. Sonst zersplittert sich die Aufmerksamkeit in zu viele Einzeleindrücke, die alle ausgetauscht werden wollen.

Sie können das sich Einfühlen in neue Tiere auch in den „strukturierten Pausen“ drannehmen. Sie können allmählich auch die Unterschiede zwischen verschiedenen Tieren herausarbeiten.

Fragen Sie während der Pausen, wie die Kinder die jeweiligen Übungen erfahren: was sie spüren, was ihnen besonders gefällt, was ihnen widerspricht und was sie anders machen würden.

Lassen Sie die Kinder auch gerne eine Übung selber leiten! Das motiviert.

Aber zurück zum Anfang! Am sichersten gelingt der Anfang, wenn Sie sofort mit Musik eine einzelne Übung oder den ersten Teil eines Übungszyklus beginnen.

Im Qigong-Unterricht empfehlen sich anschließend „Qigong-Übungen zu zweit“. Auch sie werden am besten in eine kleine Erzählung eingebaut, z.B.: Es wird eine Pizzeria eröffnet. Verschiedene Teige werden geknetet. Teppiche werden geklopft, Wäsche wird gewaschen. Oder es werden Findelkinder im Regenwald von Tieren gepflegt. Öffnen Sie die Sinne für das Qi-Gefühl durch ein einfaches Gesellschaftsspiel: Ein Kind sitzt oder liegt auf dem Bauch. Ein zweites hält seine Hand dicht an dessen Wirbelsäule. Das erste Kind muß nun erraten, wo sich die Hand befindet. „Qigong-Übungen zu zweit“ eignen sich auch ausgezeichnet, wenn Kinder verschiedenen Alters oder Eltern mit Kindern üben sollen.

„Berührung“ gehört zu den Grunderfahrungen. Kinder, die nicht berührt werden, sterben. Im Alltag sind Berührungen oft flüchtig oder ritualisiert, wie bei der Begrüßung, beim Arzt oder Masseur. Und dennoch tun sie gut! Bei Qigong aber geschehen Berührungen mit äußerster Bedacht- und Behutsamkeit. Kein Wunder, daß Kinder wie Erwachsene ein ganz unstillbares Vergnügen an „Qigong zu zweit“ haben. Das ist ein guter Einstieg, der auch den Spröden überzeugt. Außerdem steigert es die Wahrnehmung. Qigong aber bietet mehr als ein „Qietschvergnügen zu zweit“. Sie werden diese beliebten Übungen darum allmählich verkürzen.

„Qigong zu zweit“

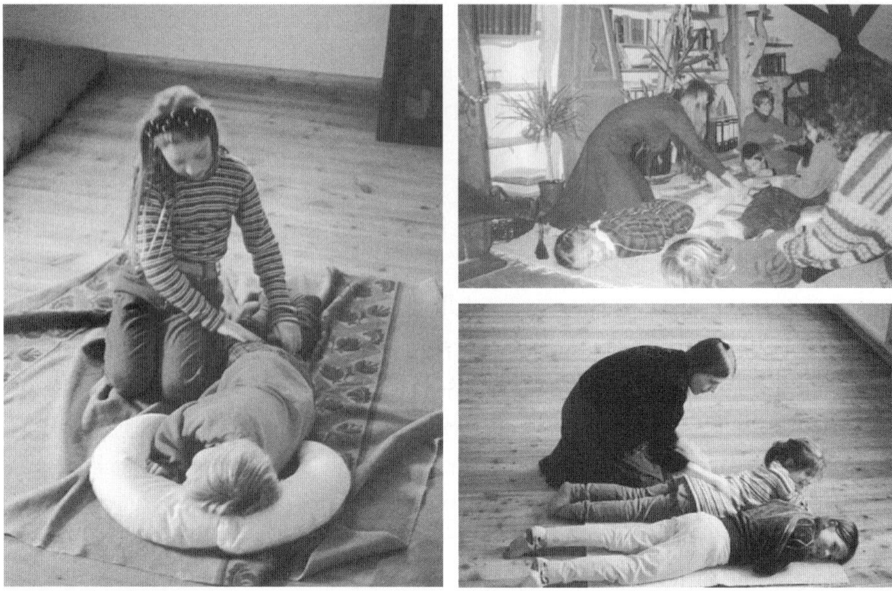

7.4. Der Zugang zu verschiedenen Alterstufen

Sie können Kinder verschiedenen Alters in einer Gruppe haben, und es geht gut. In Familien ist es gar nicht anders möglich. In der Schule und im freiwilligen Qigong-Unterricht haben Sie aber gleichaltrige Kinder beisammen und können deswegen spezifische Neigungen und Vorlieben der verschiedenen Altersgruppen berücksichtigen. Grundschulkinder lieben Übungen, die in Erzählungen eingebaut sind. Tier- und Pflanzenübungen mögen alle. Mädchen lieben außerdem verschiedene Prinzessinengeschichten als Rahmenhandlung, Buben Ritterspiele, und mit wachsendem Alter wächst das Interesse für Kampfsportarten. Mit diesem Aspekt lassen sich v.a. Jugendliche locken. In der Tat ist das, was die westlichen von den östlichen Kampfsportarten unterscheidet, gerade der gezielte Einsatz von Qi beim Kampf. Derjenige gewinnt, bei dem das Qi ist. Der Westen dagegen baut zu sehr auf der groben Kraft und der eigenen Geschicklichkeit auf. Dieses Qi, das Geheimnis, wird aber in den westlichen Schulen östlicher Kampfsportarten nur selten unterrichtet. Da muß man schon bei den Qi-Spezialisten in die Schule gehen.

Kinder verschiedenen Alters üben zusammen

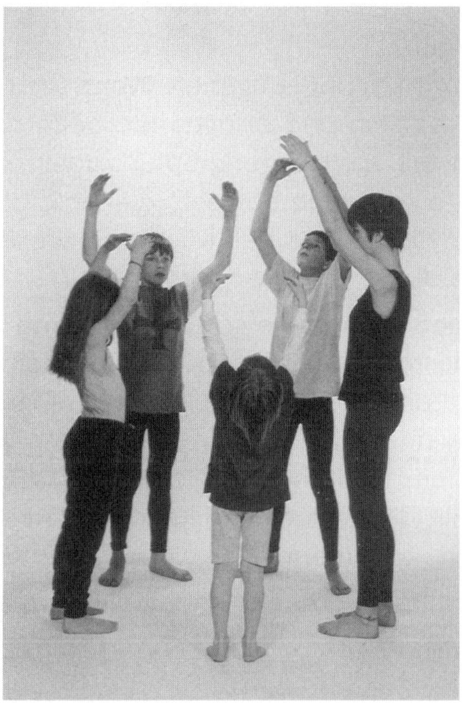

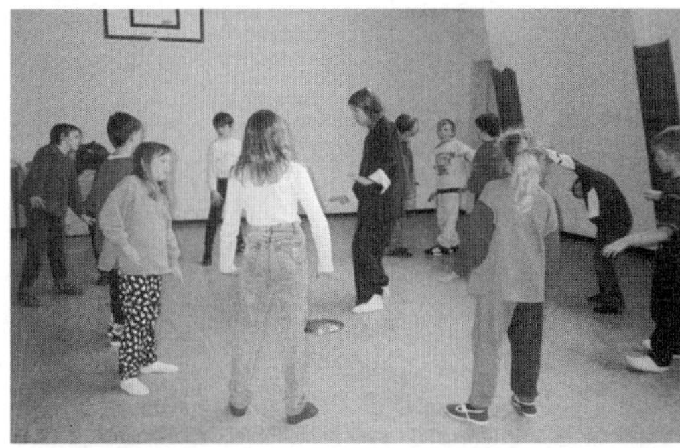

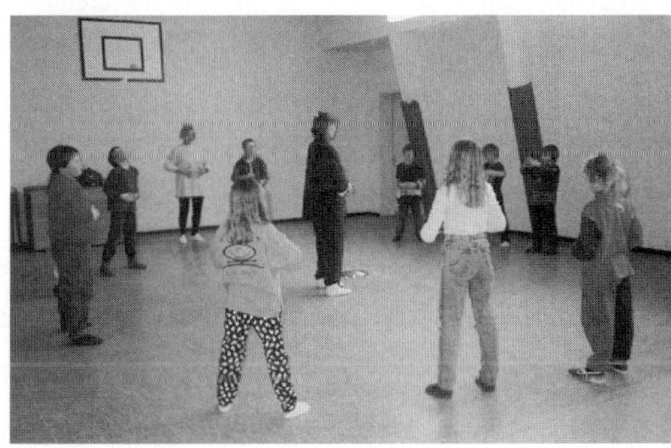

1.-3. Kinder der 4. und 5. Klasse beim Qigong-Unterricht in einer kleinen Turnhalle.

7.5. Wie schnell geht man voran?

Meine Qigong-Kurse für Kinder bestehen meist aus 8-10 Übungseinheiten zu je 45 Minuten. In der ersten Stunde sollen die Kinder nicht mehr als drei Übungen üben. In der 7. Stunde kann ich meist den ganzen Zyklus ohne Unterbrechung üben, und es macht ihnen Spaß.

Üben Sie nie Zwang aus! Qigong ist energetisch nur ergiebig, wenn es Freude macht. Wohlverstanden ist Qigong auch eine „Übung des Lächelns“: ein hochaktuelles Heilmittel für die Übersäuerung einer gestreßten Kultur.

Zuhause können Sie natürlich spielerischer mit Qigong umgehen: Wenn Sie merken, daß ein Kind keine Lust hat, lassen Sie es sein und bringen Sie beim nächsten Mal „Qigong zu zweit“, oder machen Sie ein „Qigong-Spiel“ oder einen „Qigong-Wettbewerb“. Wissen Sie, wie sich eine Raupe bewegt? Ziehen Sie Ihre Schuhe aus und bewegen Sie sich wie eine Raupe von der Küchenschwelle bis zum Eßtisch! Der Sieger bekommt einen Preis!

Auch in der Schule und im Qigong-Unterricht können Sie solche Momente miteinbeziehen. Sie sollten aber auch den Kindern, die am Unterricht nicht teilnehmen wollen, die Möglichkeit geben, nicht mitzumachen. Im Turnsaal kann man ein paar Geräte zusammenstellen, so daß ein kleines Häuschen - „ein Schmollhäuschen“ entsteht, oder Sie bauen mit ihnen ein Häuschen aus einem Waschmaschinenkarton. Sie bieten den Qigong-Muffeln dadurch einen Fluchtweg. Sie bleiben dennoch unter Ihrer Aufsicht und stören nicht mehr: Was wollen Sie mehr!

All das erzähle ich nur „für den Fall eines Falles“, denn es handelt sich um Ausnahmen.

7.6. Wo übt man?

Mit der Familie können Sie überall in Ihrer Wohnung üben - in der Küche können Sie einen Raupenwettbewerb veranstalten, am Eßtisch üben Sie Stilles Qigong und in größeren Räumen üben Sie die Bewegungsübungen. Ein Holzboden ist von Vorteil, weil er warm und angenehm ist und eine gute „Bodenfühlung" ermöglicht.

Als Qigong-Lehrer versuchen Sie einen Raum von geeigneter Größe zu bekommen. Er soll so groß sein, daß die Kinder ihre Hände gut ausstrecken können. Er soll aber nicht zu groß sein, weil sich die Kinder in einem zu großen Raum schlechter konzentrieren.

Sie können auch draußen üben. Die ersten Stunden sollten Sie jedoch in einem geschlossenen Raum halten. Draußen wird zwar die Wahrnehmung gesteigert, dafür ist aber die Ablenkung umso größer. Üben Sie darum mit Kindern erst draußen, wenn sie die Übungen einigermaßen beherrschen.

Überall kann man üben:

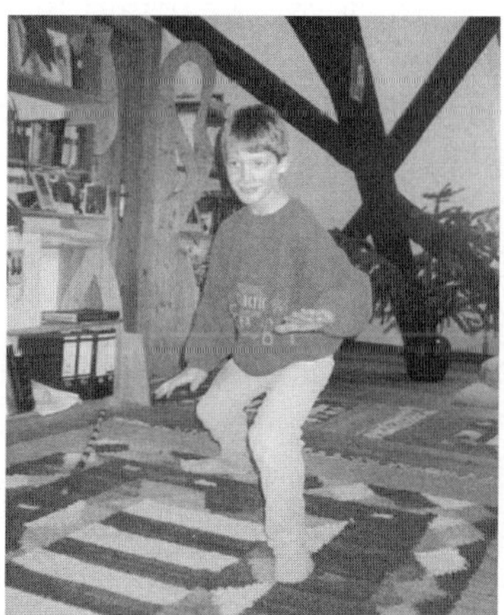

1. Qigong in Mamas Arbeitszimmer

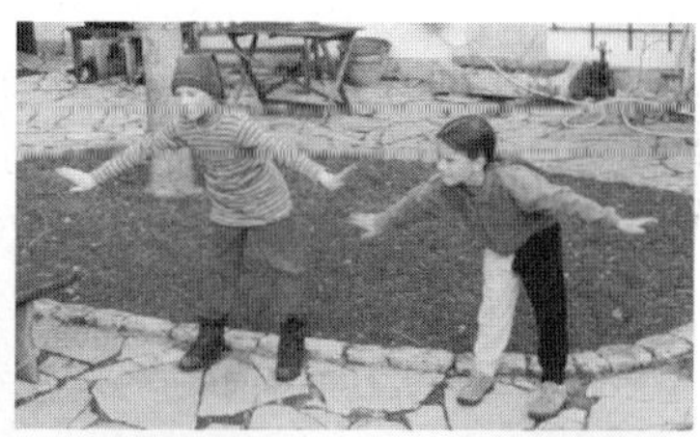

2. Qigong im Garten

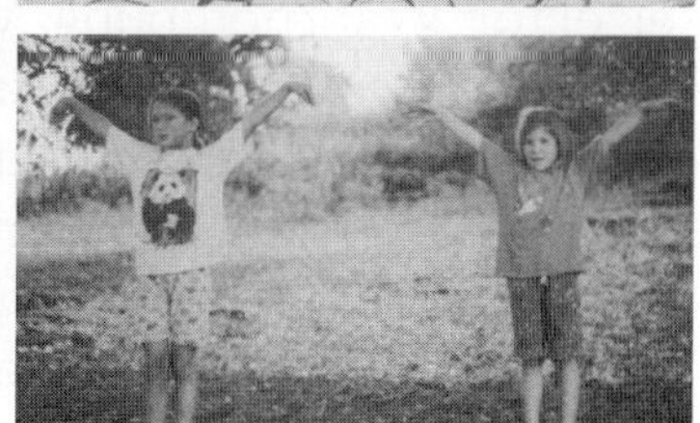

3. Qigong-Unterricht auf dem Berg unter den Linden

7.7. Wie groß sollen die Gruppen sein?

Die Größe der Familie und der Klasse sind „von Haus aus“ gegeben. Qigong-Lehrer aber können die Zahl ihrer Schüler in beliebig große Gruppen teilen.

Wie groß sind die Kindergruppen, mit denen ich als Qigong-Lehrerin arbeite?

Dies hängt vom Alter und Geschlecht ab und auch davon, ob es sich um gesunde oder kranke Kinder handelt.

Bei Kindern ohne Behinderung empfiehlt es sich, Gruppen zwischen 8 und 15 zu bilden. Ich habe aber auch schon mit vierzig Kindern gearbeitet, und es war kein Chaos. Wenn Buben überwiegen, soll die Gruppe eher etwas kleiner sein. Mädchen arbeiten auch in großen Gruppen gut mit. Bei therapeutischem Qigong bildet man kleine Gruppen, je nach Behinderung, meist zwischen drei und sieben.

7.8. Zusammenfassung der wichtigsten Grundsätze

Über das Gelingen entscheidet Ihre Verfassung. Was strahlen Sie aus: Fülle, Zufriedenheit, Lächeln? Oft genügt es, die einfachsten Dinge ins Bewußtsein zu rufen, daß sich schöpferische Dankbarkeit einstellt:

Sie stehen auf der Erde, über Ihnen wölbt sich der Himmel. Was Sie auch tun, tun Sie es in Bezug auf diese zwei Mächte, in deren Kraftfeld Sie stehen und auf eine dritte, die jedes Tun erst ermöglicht: die Zeit, die alles beginnt und beendet. Jeder Augenblick ist ein Geschenk aus der Fülle. Der Alltag täuscht, der an die Wiederholbarkeit glaubt. Es ist der gefährlichste Irrglaube: allgegenwärtig und tödlich. Qigong hält ihn in Bann.

Jede Tätigkeit wird zu Qigong, wenn sie achtsam ausgeführt wird. Achtsamkeit führt zu gesteigerter Wahrnehmung. Wahrnehmung öffnet und ermöglicht die gesteigerte Aufnahme des Qi. Sie müssen nicht unbedingt meinen Übungen folgen. Sie können auch einfache Achtsamkeitsübungen mit den Kindern machen, die sie am besten in einfache Geschichten kleiden: die Hände heben und senken; aufeinander zu- und voneinander wegführen; den Körper langsam drehen und in allen seinen Teilen fühlen. Sie können auch eigene Übungen erfinden, um Anfänge und Enden der verschiedenen Energiebahnen zu aktivieren, die sich zu beiden

Seiten der Nagelwurzeln befinden. Spielen Sie mit Händen und Fingern, mit Füßen und Zehen!

Qigong-Erfahrene können sich daran wagen, ganze Übungszyklen zu komponieren. Bemühen Sie sich um eine ganzheitliche Sicht und nicht zuletzt um den Ausgleich von Yin und Yang. Es zählen nicht nur fliegende Vögel und schlafende Bären! Yin und Yang sollen sich in der Waage halten. Ihre strahlende Haltung ergänzt und gleicht aus, was Sie vergessen oder falschgemacht haben.

Vergessen Sie nie die abschließende Sammlung in der energetischen Mitte und einen innigen Dank.

7.9. Wie wichtig sind Präzision und Eleganz der Übungen?

Tausendmal wichtiger sind Anwesenheit, Fühligkeit und Genuß. Dies können Sie nur durch Gelassenheit erreichen. Qigong ist ein Spiel! Die Fehler kann man später korrigieren! Eines aber können Sie kaum korrigieren: Wenn Sie durch übertriebene Sorge vor Fehlern die Freude vertrieben haben!

Der Weg des Qigong-Lernens ist bei Kindern wie bei Erwachsenen grundsätzlich der gleiche: Von kindlicher „Einfühlung" ohne viel Form über mäßige Disziplin bis zu jener Freiheit, die Disziplin zurückgelassen hat. Wer sich die Freiheit der Ungebundenheit nicht immer wieder erlaubt, wird nie die Tiefen des Qigong erfahren!

Sie können auch, liebe Qigong-Lehrer, mit Kindern ganze bestehende Übungszyklen üben. Ich habe mit Kindern ab acht Jahren z.B. den Zyklus „Himmel mit Erde verbinden", die „Acht Brokate" und die „Zehn Meditationen auf dem Berge Wodan" geübt, und die Kinder haben es genossen. Ich habe sie jedoch alle in Erzählungen eingebaut.

Zunächst haben wir nur nach der Erzählung geübt. Allmählich konnte ich ihnen auch etwas über den energetischen Sinn der Übung erzählen, und sie waren ganz stolz, daß sie z.B. den ältesten niedergeschriebenen Qigong-Zyklus aus dem 7. Jahrhundert beherrschten, einen Zyklus, den die chinesischen Kaiser geübt haben, um sich zu verjüngen.

Kinder beim Üben

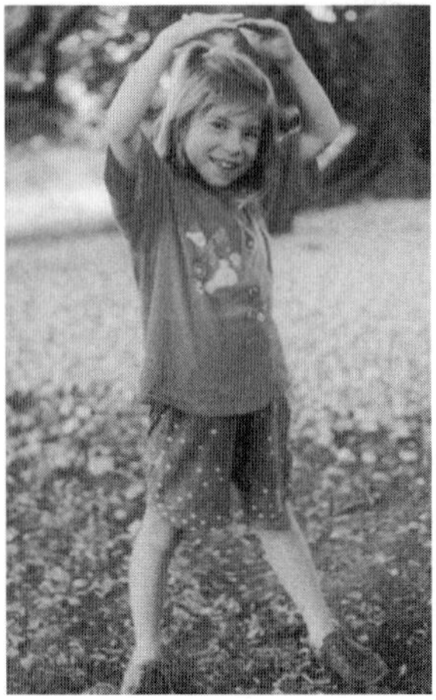

1. Mira (7 Jahre) bei der Übung „Der Bär versteckt sich"

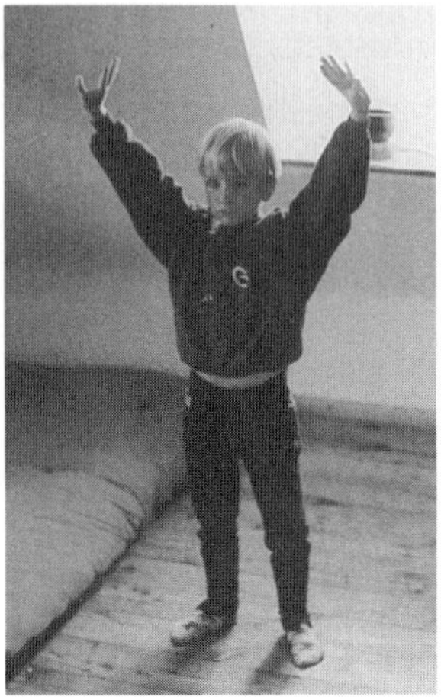

2. Johannes (6 Jahre) beim Üben des Kranichs

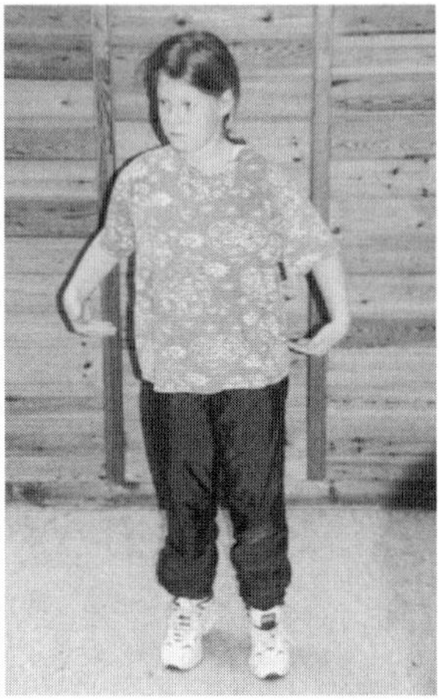

3. Jennifer (10 Jahre) beim Üben der 1. Übung aus dem ältesten niedergeschriebenen Qigong-Zyklus

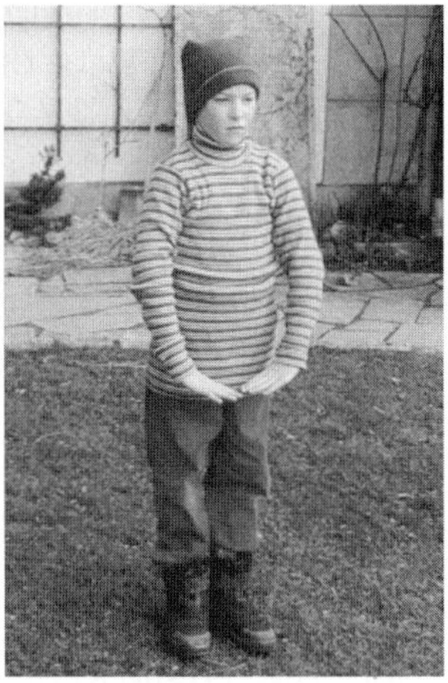

4. Nina (10 Jahre) bei derselben Übung

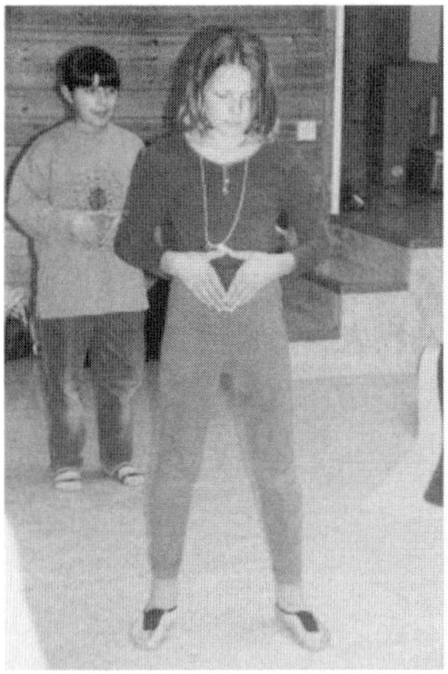

5. Ramona (10 Jahre) beim Üben der 4. Übung desselben Zyklus

7.10. „Qigong mit Kindern“ in Deutschland

Qigong mit Kindern ist in Deutschland ein ziemlich unbeschriebenes Blatt. Manch einer probierte, mit den eigenen Kindern Qigong zu üben. Viele hörten wieder auf, weil „die Kinder das Interesse verloren hatten“, oder weil „die Eltern Angst hatten, etwas falsch zu machen“. Es übt sicher auch mancher Lehrer mit seiner Klasse Qigong, aber wenig dringt davon an die Öffentlichkeit. Ich praktiziere Qigong mit Kindern seit mehr als zehn Jahren, mit eigenen und mit fremden. Hin und wieder werden größere Aktionen von Gesundheitsämtern und Landratsämtern, wie die Aktion „Für die Gesundheit der Seele“ in Aalen 1997, organisiert, wo ganze Kindergärten und Schulklassen die Möglichkeit haben, Qigong-Unterricht zu probieren.

Seit ich bei der Jahrestagung der Deutschen Qigong-Gesellschaft über „Qigong für Kinder“ berichtet habe, weiß ich, wie groß das Interesse dafür ist.

Ich habe Übungsprogramme für verschiedene Altersstufen ausgearbeitet. In Tschechien wurde mein „Qigong für Kinder in der Schule“ in das Weiterbildungsprogramm der Lehrer aufgenommen. Es bleibt die Hoffnung, daß auch bei uns die Schulen allmählich kleine Übungen in den Unterricht aufnehmen werden. Es würde Lehrern wie Schülern mehr Kraft und Offenheit schenken, daß sie sich mit einem echten inneren Lächeln begegnen und wieder mehr Freude am Unterricht verspüren.

Aktion „Für die Gesundheit der Seele" des Landratsamtes Aalen

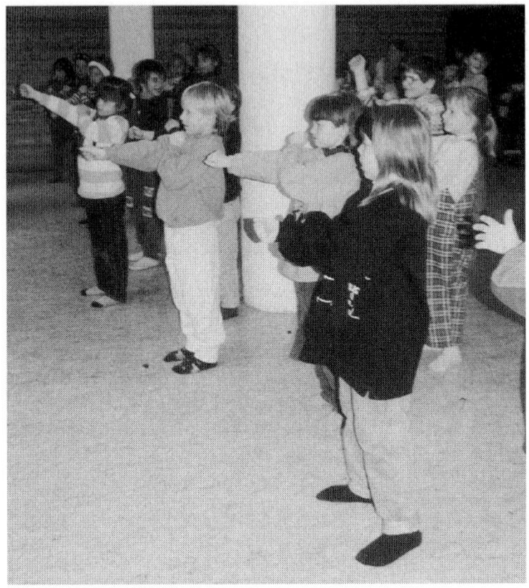

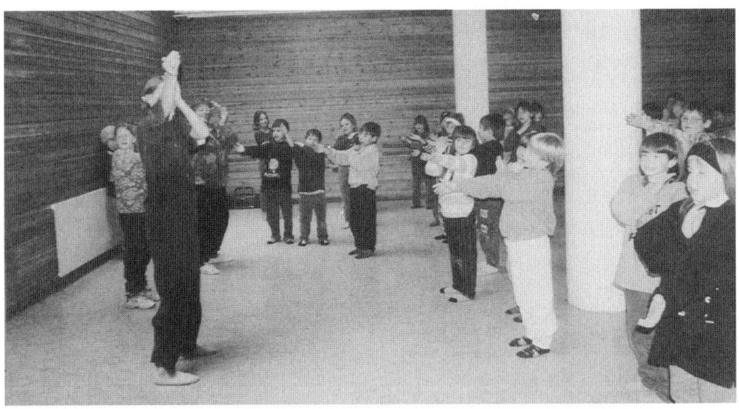

1.-2. Ganze Schulklassen nehmen am Qigong-Unterricht teil

8. Zwei gemeinsame Übungen für Erwachsene

8.1. Eine Schutzhülle bauen

Wir werden fünf Mal miteinander atmen. Wir atmen Licht aus der Ferne in den Bauch hinein und füllen damit den ganzen Leib. Ausatmend führen wir den Atem bewußt durch alle Zellen und Poren, durchlichten sie und breiten dann das Licht - wie die Sonne ihre Strahlen - um uns aus und formen mit unserem inneren Auge eine Hülle aus Licht. Wir wissen, daß dieses Sehen Wirklichkeit schafft und damit wirklicher ist, als die vorhandene Wirklichkeit, weil es aus der Fülle unserer Anwesenheit kommt. Wir atmen drei Mal auf diese Weise. Beim vierten Mal ist das Licht, das wir einatmen, blau. Ausatmend lassen wir das blaue Licht die helle Lichthülle durchdringen und einen Schutzmantel um sie bilden. Auch der Schutzmantel der „Schutzmantel-Madonna" ist stets blau gewesen. Durch den blauen Mantel wird die helle Hülle geschützt.

Zum fünften Mal atmen wir aus dem Weltall ein, um ausatmend einen versöhnlichen, liebenden Gruß hinauszuschicken.

Dann wenden wir unsere gesammelte Aufmerksamkeit nach innen und verweilen in unserer Mitte.

8.2. Dank der Erde

Mit der Übung „Dank der Erde" schließen wir ab.

Wir stellen uns gerade hin oder sitzen gerade, die Fersen geschlossen, die Füße nach vorne geöffnet. Mit dem Einatmen heben wir die Arme seitlich bis zur Waagrechten, die Handflächen schauen dabei zur Erde hin. Wir gedenken und danken dabei der Erde. Mit dem Ausatmen wenden wir die Handflächen zum Himmel hin und danken auch ihm. Einatmend bringen wir die Hände vor der Brust zusammen. Unsere ganze Bedeutung als zusammenführende Kraft im Kosmos wird uns in diesem Augenblick gewahr, und wir verwandeln sie in eine Handlung. Ausatmend verneigen wir uns in tiefem Dank.

Ich schließe diesem Dank an die Erde meinen Dank an die Leser für ihre Aufmerksamkeit an.

Abschlußübungen mit Erwachsenen

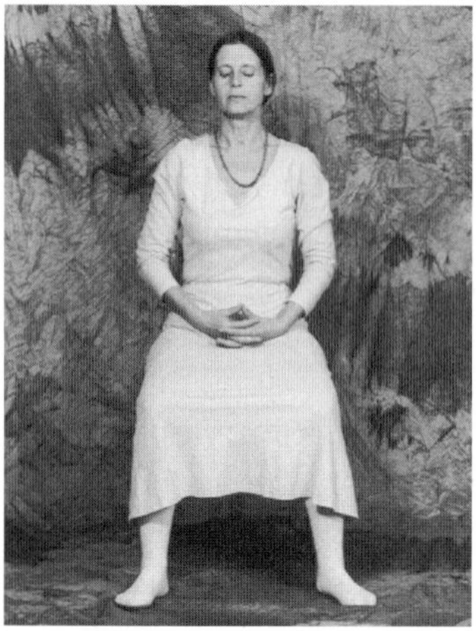

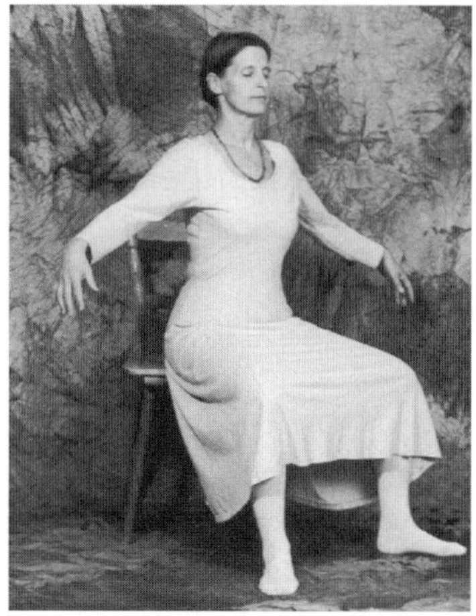

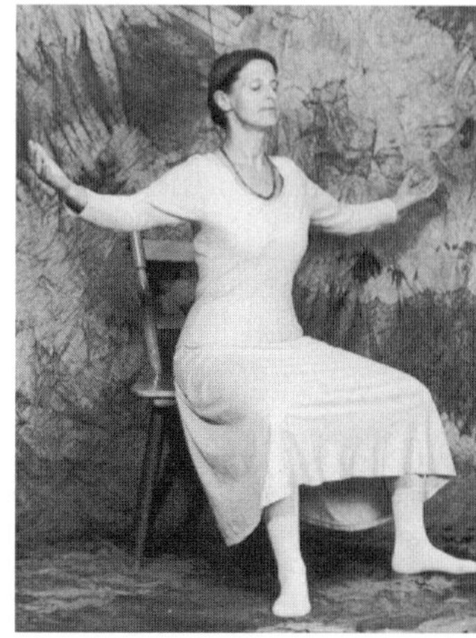

1. Eine Schutzhülle bauen

2. - 6. Dank der Erde

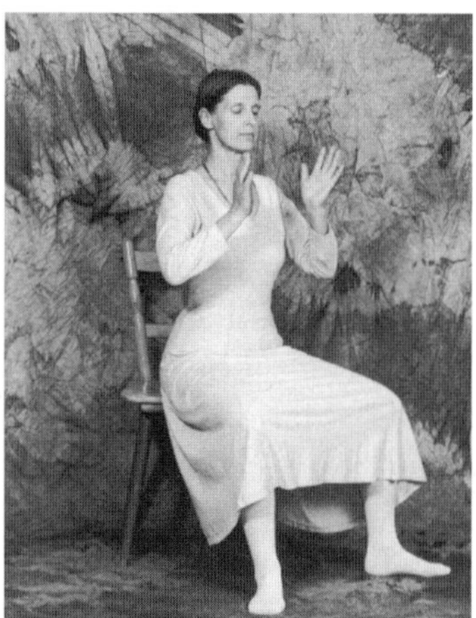

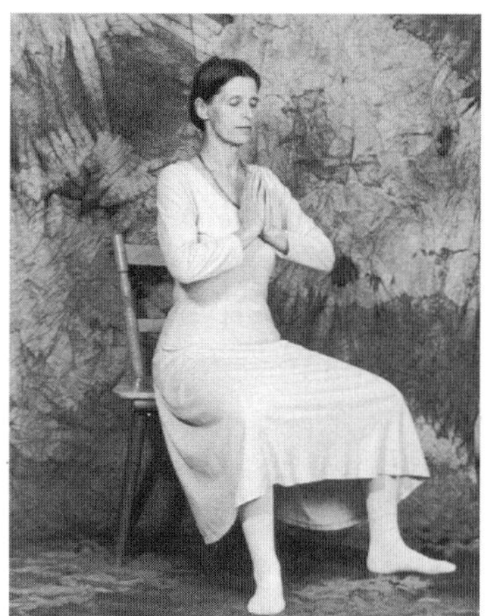

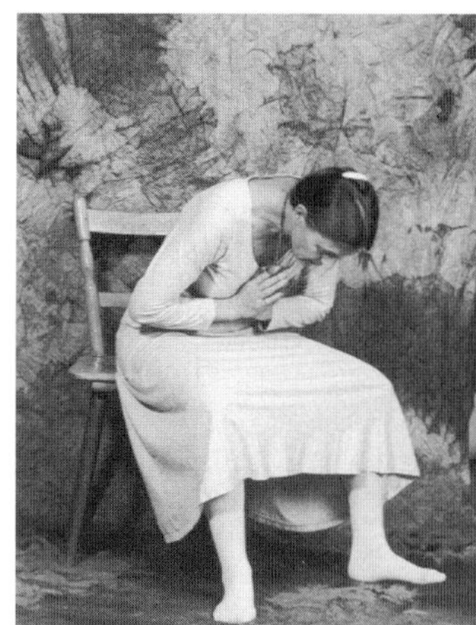

9. Meridiankarten

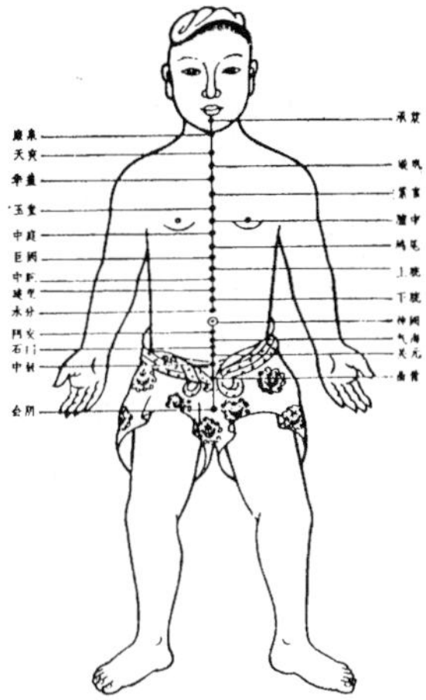

Abb. 1: Dienergefäß (Renmai)

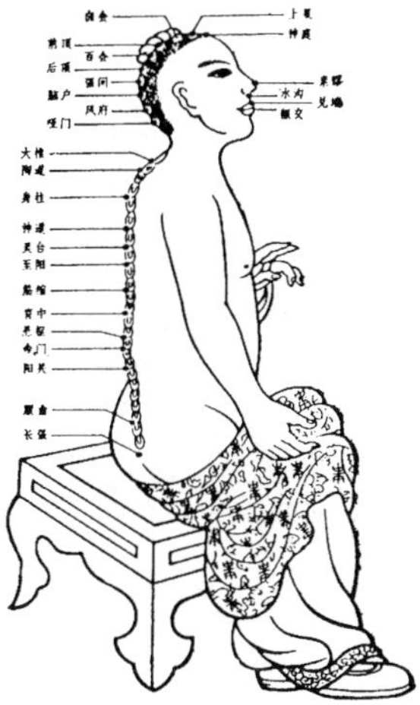

Abb. 2: Lenkergefäß (Dumai)

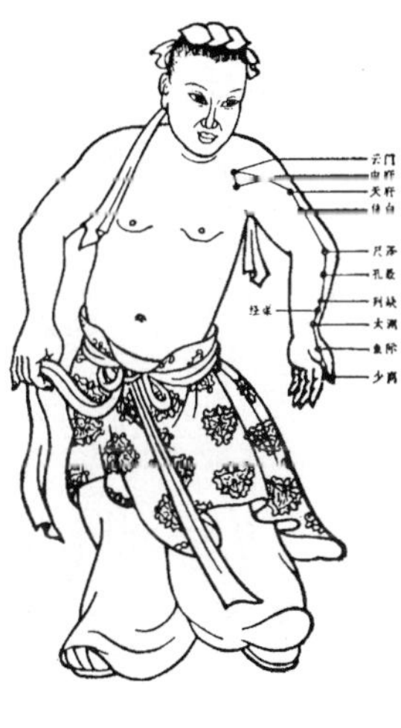

Abb. 3: Lungen-Meridian

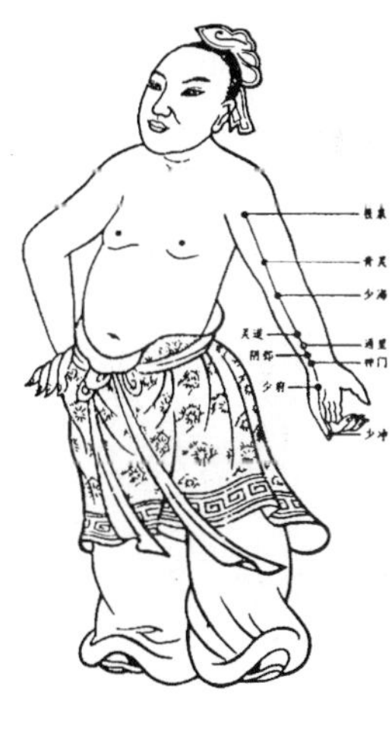

Abb. 4: Herz-Meridian

Meridiankarten

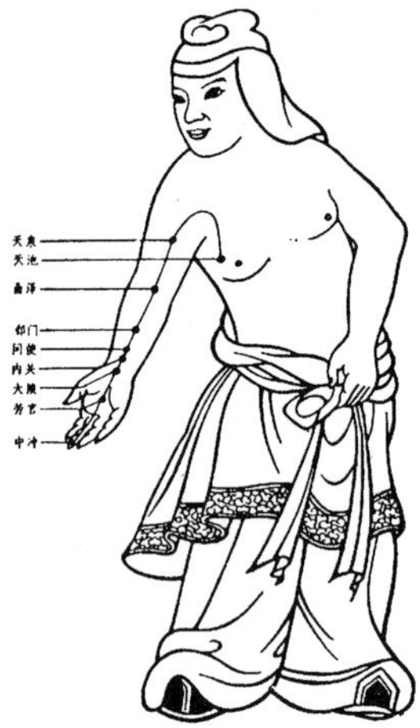

Abb. 5: Perikard-Meridian

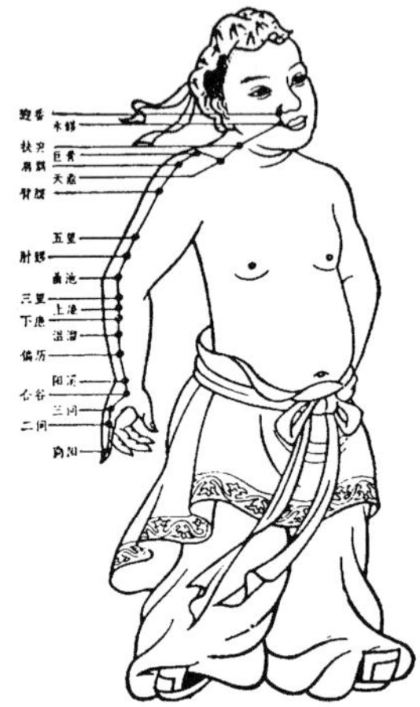

Abb. 6: Dickdarm-Meridian

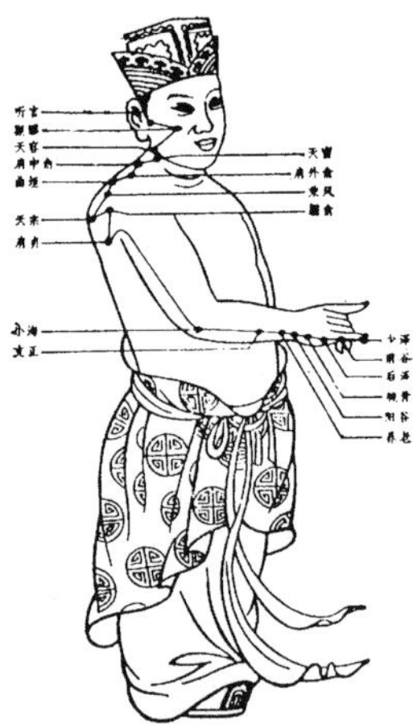

Abb. 7: Dünndarm-Meridian

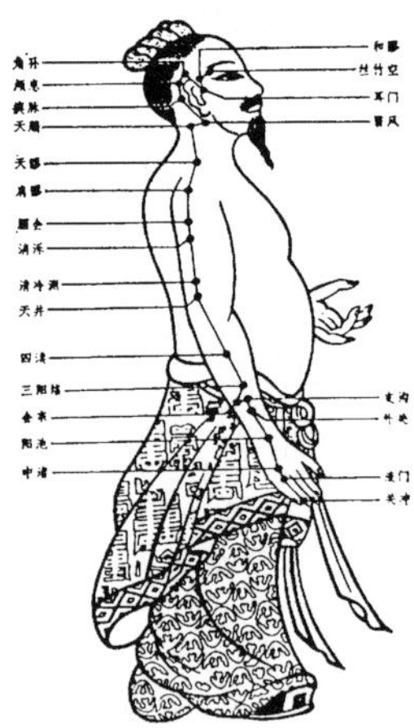

Abb. 8: Drei-Erwärmer-Meridian

Meridiankarten

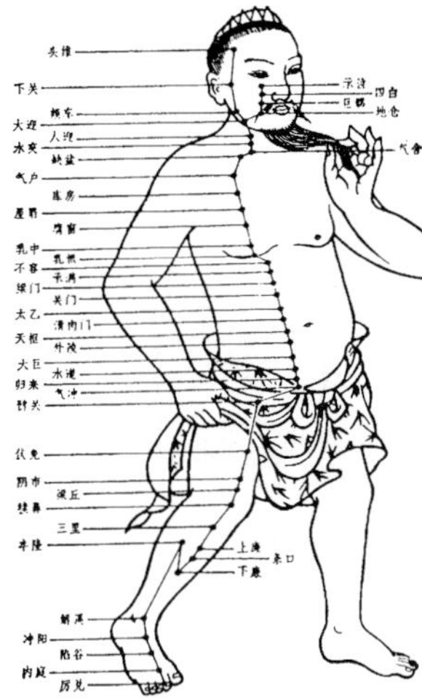

Abb. 9: Magen-Meridian

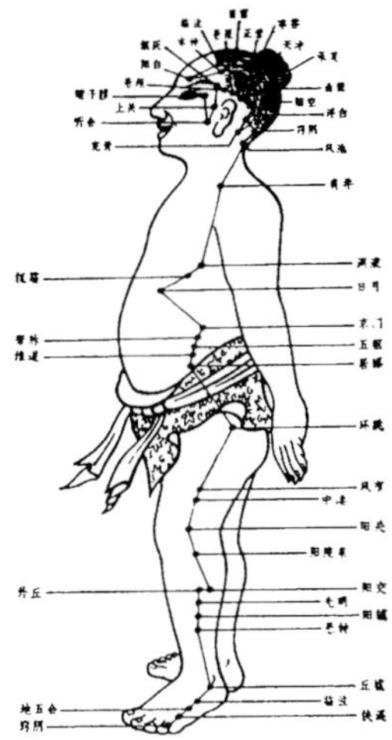

Abb. 10: Gallenblasen-Meridian

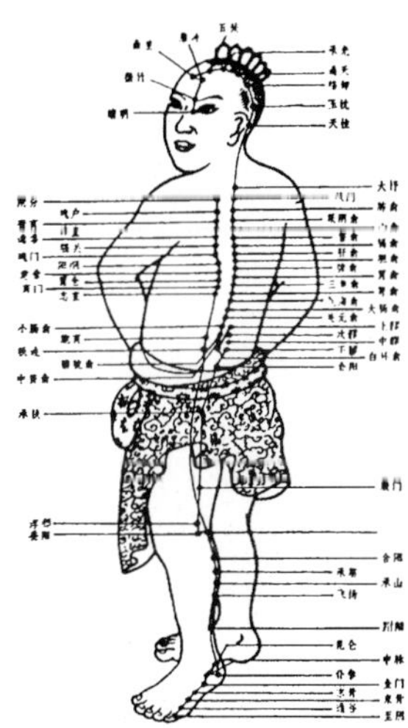

Abb. 11: Blasen-Meridian

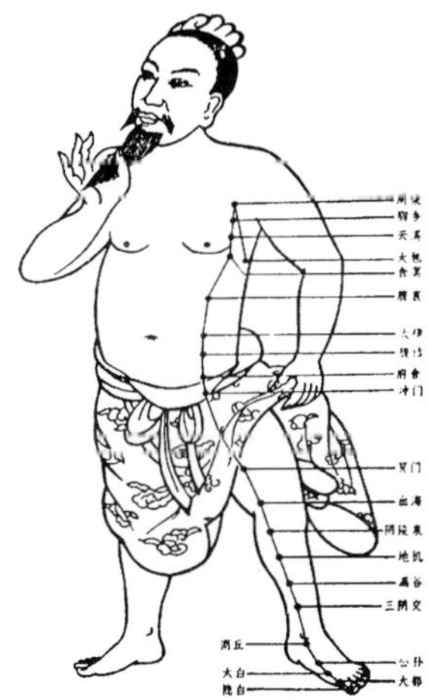

Abb. 12: Milz-Meridian

Meridiankarten

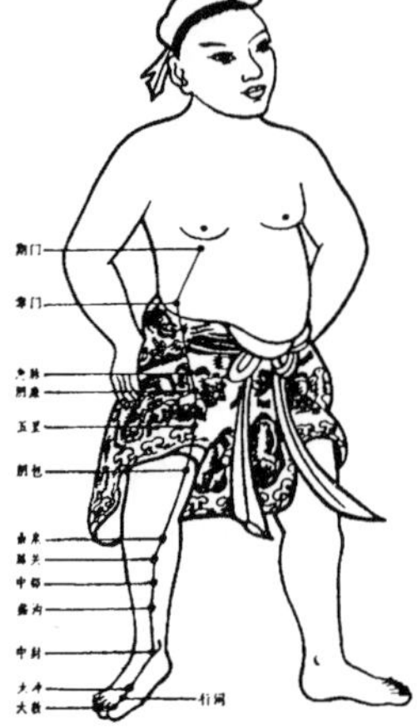

Abb. 13: Leber-Meridian

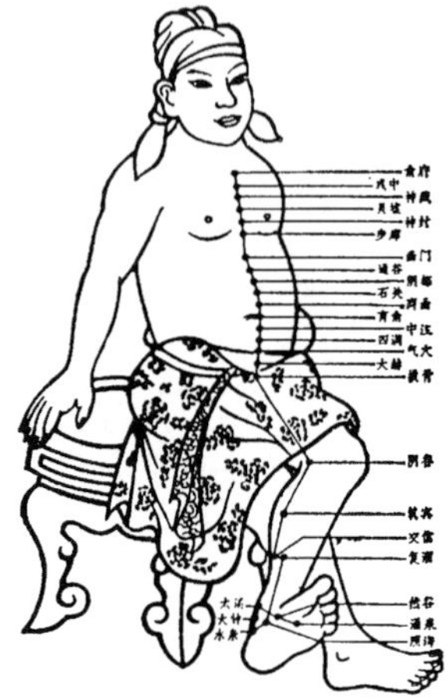

Abb. 14: Nieren-Meridian

Dr. Zuzana Šebková-Thaller ist in Prag geboren. Sie verbrachte ihre Kindheit in der Tschechoslowakei. Danach lebte sie 13 Jahre in Schweden, wo sie ihre Ausbildung erhielt, ihren Mann kennenlernte und ihre ersten zwei Kinder bekam. Seit 1980 lebt sie in Deutschland. Sie ist Kunsthistorikerin, Qigong-Lehrerin und Mutter von sieben Kindern. Mit Hilfe von Qigong bemüht sie sich um ein ausgewogenes Verhältnis zwischen diesen drei Schwerpunkten ihres Lebens. „Sie stammen aus derselben Wurzel und bilden eine fantastische Einheit, wobei nicht zu verbergen ist, daß diese „innere Einheit" manchmal auch recht disharmonisch klingen kann".

Sie hat ihre Qigong-Ausbildung in den Jahren 1985-87 bei der heute schon legendären Josefine Zöller erhalten. Ihre Schwerpunkte lagen auf „Zehn Meditationen auf dem Berge Wu Dang", „Acht elegante Übungen" im Sitzen und im Stehen, „Atem des Drachen", „Bewegung der fünf Tiere", „Qigong im Gehen" und auf dem therapeutischen Qigong. Seit 1987 ist sie Qigong-Lehrerin. Ihre Weiterbildung bekam sie in Deutschland, China und Japan. Zu ihren Lehrern zählen Meisterin Ma Hui Wen, Meister Wang Yu, Meisterin Jiang Xue Ying, Großmeister Liu Han Wen, Prof. Ding Hongyu, Prof. Cong Yongchun und Prof. Lin. Sie ist Lehrerin und wissenschaftlicher Beirat der Deutschen Qigong Gesellschaft, Redaktionsmitglied der Zeitschrift Tiandiren, des offiziellen Mitteilungsblatts der DQGG und 1. Vorsitzende und Lehrerin der ChanMi-Qigong Fördergemeinschaft e.V. Deutschland. 1986 gründete sie mit ihrem Mann das holistische Institut Markt Berolzheim. Seit 1996 leitet sie das Zentrum für energetische Arbeit in Markt Berolzheim.

Sie hat viele Artikel und Bücher über Qigong geschrieben und auch CDs und MCs produziert. Ihre Spezialgebiete sind Qigong zur Geburtsvorbereitung, Qigong mit Kindern, ChanMi-Qigong und therapeutisches Qigong, die sie im In- und Ausland unterrichtet.

In vielen ihrer Vorträge und Artikel über Qigong bemüht sie sich, den geistigen Hintergrund von Qigong und dessen überraschende Nähe zum christlichen

Denken zu zeigen, die sich in frühchristlichen Schriften und v.a. in der Kunst und im Schrifttum der spätmittelalterlichen Mystik nachweisen läßt. Das gemeinsame Grundthema der meisten spätmittellalterlichen Bilder ist die Heilige Hochzeit von Himmel und Erde, die mikrokosmisch - im einzelnen Menschen - und makrokosmisch - zwischen Gott und Mensch wie zwischen Himmel und Erde - in den Bildern biblischer Ereignisse stattfinden. Zuzana Šebková-Thallers Dissertation Sünde und Versöhnung in Jan van Eycks Hochzeitsbild, Markt Berolzheim, 1992, widmet sich eingehend diesem Thema. Da dieses Grundthema auch der Kern der daoistischen Philosophie ist, wird der Weg zu Qigong als Lebensweg - und nicht nur als funktionelle Therapiemöglichkeit - auch für überzeugte Christen geöffnet.

In unserer Qigong-Reihe erscheinen 1998:

Bücher

ISBN-Nr. 3-9802546-3-1 Zuzana Šebková-Thaller, Der Maulwurf kommt ans Tageslicht. Qigong für Kinder ab Grundschulalter

ISBN-Nr. 3-9802546-4-x Zuzana Šebková-Thaller, Der Wurm im Apfel. Qigong für Kinder ab Kindergartenalter

ISBN-Nr. 3-933309-03-4 Zuzana Šebková-Thaller, Ich breite mein Lächeln aus. Qigong und MS

ISBN-Nr. 3-933309-00-X Zuzana Šebková-Thaller, Lächelnd gebären. Qigong zur Geburtsvorbereitung

ISBN-Nr. 3-933309-05-0 Zuzana Šebková-Thaller, Lächelnd durch Schwangerschaft und Geburt. Qigong in der Schwangerschaft, bei der Geburt und danach.

MCs

ISBN-Nr. 3-9802546-7-4 Zuzana Šebková-Thaller, Der Maulwurf kommt ans Tageslicht. Qigong für Kinder ab Grundschulalter

ISBN-Nr. 3-9802546-8-2 Zuzana Šebková-Thaller, Der Tag geht auf. Qigong für Kinder ab Grundschulalter

ISBN-Nr. 3-9802546-9-0 Zuzana Šebková-Thaller, Paul Pinguin. Qigong für Kinder ab Kindergartenalter

ISBN-Nr. 3-9802546-6-6 Zuzana Šebková-Thaller, Der Wurm im Apfel. Qigong für Kinder ab Kindergartenalter

ISBN-Nr. 3-933309-01-8 Zuzana Šebková-Thaller, Ich breite mein Lächeln aus. Qigong und MS

ISBN-Nr. 3-933309-02-6 Zuzana Šebková-Thaller, Lächelnd gebären. Qigong zur Geburtsvorbereitung

ISBN-Nr. 3-933309-04-2 Zuzana Šebková-Thaller, Ich stehe fest auf der Erde, über mir wölbt sich der Himmel. Stilles Qigong

CDs

ISBN-Nr. 3-933309-06-9 Zuzana Šebková-Thaller, Der Maulwurf kommt ans Tageslicht. Qigong für Kinder ab Grundschulalter

ISBN-Nr. 3-933309-08-5 Zuzana Šebková-Thaller, Der Tag geht auf. Qigong für Kinder ab Grundschulalter

ISBN-Nr. 3-933309-09-3 Zuzana Šebková-Thaller, Paul Pinguin. Qigong für Kinder ab Kindergartenalter

ISBN-Nr. 3-933309-07-7 Zuzana Šebková-Thaller, Der Wurm im Apfel. Qigong für Kinder ab Kindergartenalter

ISBN-Nr. 3-933309-10-7 Zuzana Šebková-Thaller, Ich breite mein Lächeln aus. Qigong und MS

ISBN-Nr. 3-933309-11-5 Zuzana Šebková-Thaller, Lächelnd gebären. Qigong zur Geburtsvorbereitung

ISBN-Nr. 3-933309-12-3 Zuzana Šebková-Thaller, Ich stehe fest auf der Erde, über mir wölbt sich der Himmel. Stilles Qigong

1999

Bücher, MCs und CDs

Zuzana Šebková-Thaller, Es kocht ein Mäusele. Qigong zu zweit für Kinder, ab Säuglingsalter

Zuzana Šebková-Thaller, Aietós, der Adlerjunge. Der älteste niedergeschriebene Qigong-Zyklus, für Jugendliche und Erwachsene

Zuzana Šebková-Thaller, Kachna Machna, die Silbermöve. Übungen aus dem ChanMi-Qigong

Zuzana Šebková-Thaller, Wie hieß die Übung? Qigong-Übungen zum Gedächtnistraining